U0342996

机器人辅助人工关节置换手术技术

主　编　柴　伟

副主编　李海峰　张国强　张　卓

清华大学出版社

北　京

图书在版编目（CIP）数据

机器人辅助人工关节置换手术技术 / 柴伟主编.
北京：清华大学出版社，2024.9. -- ISBN 978-7-302
-67421-4

Ⅰ. R687.4-39

中国国家版本馆CIP数据核字第20243EW387号

责任编辑：孙　宇
封面设计：钟　达
责任校对：李建庄
责任印制：刘　菲

出版发行：清华大学出版社
　　网　　　址：https://www.tup.com.cn，https://www.wqxuetang.com
　　地　　　址：北京清华大学学研大厦 A 座　　　　邮　　编：100084
　　社　总　机：010-83470000　　　　　　　　　　邮　　购：010-62786544
　　投稿与读者服务：010-62776969，c-service@tup.tsinghua.edu.cn
　　质量反馈：010-62772015，zhiliang@tup.tsinghua.edu.cn
印　装　者：小森印刷（北京）有限公司
经　　　销：全国新华书店
开　　　本：185mm×260mm　　　印　　张：17.75　　字　　数：330 千字
版　　　次：2024 年 9 月第 1 版　　　印　　次：2024 年 9 月第 1 次印刷
定　　　价：168.00 元

产品编号：105199-01

编 委 会

序 1

在不断演进的医学领域中，机器人技术的出现和应用为人工关节置换手术带来了革命性的变革。这本《机器人辅助人工关节置换手术技术》著作的出版，无疑是当前我国关节外科领域的一大里程碑。本书汇集了关节外科领域最前沿的知识和创新方法，将机器人技术与人工关节置换手术紧密结合，为医疗实践和患者康复带来了新的治疗策略与可能性。

本书以清晰而详尽的方式对机器人辅助人工关节置换手术进行了系统性探讨，涵盖了从概念概述到特有不良事件以及不同类型的机器人辅助关节置换手术等内容。每一章节都聚焦于不同的机器人辅助关节置换手术技术，如 MAKO、ROPA、元化、TSolution One（Robodoc）等以及其在不同类型关节置换手术中的应用。此外，本书还有对于复杂手术、翻修术以及特殊类型置换术的深入探讨，让读者能够全面了解和掌握这一领域的前沿动态。

目前，人工关节置换手术已从传统技术向数字化、智能化方向转变，本书的内容为医学专业人士和研究人员提供了一个全面了解机器人辅助手术技术的框架。本书为读者提供了丰富的资料，无论从实践还是学术的角度，都有助于推动关节外科领域的不断创新和发展。

我要衷心地感谢本书的主编柴伟教授及其团队，其不仅在医学实践中取得了卓越的成就，还将经验和见解分享给了广大的医学界同僚。我也要感谢您——尊敬的读者，因为您正在阅读这本书，表明您对骨科医学科技的前沿有着浓厚的兴趣。

愿这本《机器人辅助人工关节置换手术技术》能够为您提供宝贵的知识和洞察力，为推动医学领域的发展和患者的健康带来积极的影响。

中国工程院院士

序 2

　　《机器人辅助人工关节置换手术技术》也许将成为我国关节置换领域的一座里程碑，承上启下，帮助更多同道，尤其是青年医生快速了解和掌握这项前沿技术，能为这本书撰写序言，我感到非常荣幸。

　　医学科技的飞速发展不仅改变了传统临床实践方式，也为患者带来了更好的治疗效果。在这一进程中，骨科手术机器人应用于关节外科领域中，使手术创伤更小、手术视野更加清晰、手术操作更精准，患者可于术前定制三维手术方案，有利于减少损伤和失血、缩短住院时间并加快康复。本书的出版是对这一变革的全面呈现与总结。作为医学领域的专业人士，我们深知关节置换手术在改善患者生活质量方面的重要性；而机器人辅助技术的引入为这一手术带来了新的思路和方法，大大提高了手术的精确性、可重复性和术后康复速度。

　　在这本书中，每一章都探讨了机器人辅助技术在关节置换手术中的应用，从全髋关节到膝关节，从各种机器人系统到复杂手术类型，系统性地为读者呈现了一个全景介绍。不仅如此，本书还将临床经验与前沿科研相结合，使知识的传递不仅停留在理论层面，更具有实际指导意义。

　　我要由衷地感谢编写团队，其辛勤地将中国人民解放军总医院关节外科近 20 年来收治的经典病例和宝贵影像资料进行了科学整理，在写作中注重科技与实践应用相结合，紧跟国内外机器人辅助关节置换手术的最新进展，并努力做到准确、翔实。他们的努力工作使这本书成为现实，为医学界带来了一份宝贵的贡献。我也要向所有投身医学领域的同仁们表示敬意，正是因为您们的努力和奉献，我们的医疗事业才得以不断前进。

　　愿这本《机器人辅助人工关节置换手术技术》成为您的指南，激励您不断追求卓越，为患者的健康贡献自己的一份力量。

王岩

中国人民解放军总医院

荣幸之至，能为这本《机器人辅助人工关节置换手术技术》撰写序言。在当今医疗界，机器人技术的迅速发展为我们带来了前所未有的机遇，也彻底改变了关节外科手术的范式。这本书的面世，正是对这一进步的充分呈现与总结。

本书不仅对机器人辅助人工关节置换手术进行了深入研究，而且系统地呈现了各种机器人辅助技术在不同类型关节置换手术中的应用，从全髋关节到膝关节，从内侧单髁到髌股关节，无疑为读者提供了一个全景式的介绍。每一章节都以深入浅出的方式，结合临床案例和最新研究成果，向读者呈现了机器人技术在关节外科领域的精妙应用。

在这个数字化时代，医学与技术的融合已经成为必然趋势。本书在展示机器人技术在关节外科领域前沿应用的同时，也向我们传达了一个重要的信息，即只有持续不断地学习和创新，才能跟上科技进步的步伐，为患者提供更优质的医疗服务。

最后，我要衷心感谢柴伟教授及其团队，其不仅将自己的临床经验和研究成果融入其中，还为关节外科领域的同仁们提供了一份宝贵的学习资料。我也要向所有在医疗科技领域默默耕耘的医生、工程师以及研究者们表示敬意，正是因为你们的努力，医学不断迈向了新的高度。

愿这本《机器人辅助人工关节置换手术技术》成为读者在医学路上的灯塔，为读者的实践和研究带来启发和指引。

王坤正

西安交通大学第二医院

目　录

>>>>

第一篇
总论

第一章

概　述

当今社会，日常生活中的数字化和智能化已成为不可逆转的发展趋势，医疗领域也不例外。作为一门新兴的交叉学科，数字智能骨科被誉为骨科领域的第三次技术浪潮。在关节外科领域，机器人辅助技术通过提高手术精准性和可重复性改善关节置换手术的效果。过去 20 多年里，随着机器人辅助关节置换手术技术的革新和手术适应证的扩大，越来越多的文献和数据涌现。本章主要回顾机器人辅助关节置换手术的历史、分类、临床疗效和发展趋势等。

一、历史演变

关于"机器人"的定义有很多种。美国机器人工业协会定义机器人是一种用于移动各种材料、零件、工具或专用装置，通过可编程动作执行各种任务，并具有编程能力的多功能操作机。韦伯斯特词典将机器人描述为一种通过编程和自动控制执行任务的设备。国内对机器人的定义为一种自动化的机器，不同的是这种机器具备一些与人或生物相似的智能能力，如感知能力、规划能力、动作能力和协同能力，是一种具有高度灵活性的自动化机器。

膝关节和髋关节置换术在进行骨准备和假体植入时需要非常高的精准性，因此，关节外科领域一直专注于推进机器人的硬组织模型。骨标志是静态结构，其允许术前成像和术中映射，以实现截骨的可靠性和解剖定位的精准性。1992 年，由 Howard A. Paul 和 William L. Bargar 博士联手设计的 ROBODOC 系统（ISS，美国）成为第一个用于临床的骨科手术机器人，创造了历史。ROBODOC 是一个基于影像的、主动的自动机器人，设计初衷主要是用于提高非骨水泥型初次 THA 术中股骨侧骨准备和股骨假体植入准确性，随后很快应用于初次 TKA 和翻修 THA 手术。尽管取得了一些有希望的结果，但由于 ROBODOC 系统早期技术具有复杂性，其推广使用受到一定限制。

ROBODOC 之后，一些半自动和被动机器人逐渐开始出现。半自动机器人是一种触觉反馈系统，由外科医生驱动，负责磨锉和截骨，同时又通过触觉反馈系统限制空间切割深度，进而限制截骨量。ACROBOT（帝国理工大学，英国）是第一个可用的半自动机器人，并由 Justin Cobb 团队证实其在单髁膝关节置换术（UKA）中对假体放置的一致性和准确性优于传统工具手术。继 ACROBOT 取得可喜的成果之后，MAKO 机器人（史塞克，美国）于 2008 年获得美国 FDA 批准。这些半自动机器人在 UKA 中取得了令人鼓舞的结果，其原因是截骨精度更高、软组织平衡更一致。被动式机器人也常被称为"导航"系统，包括协助术前计划、模拟和术中指导，与自动和半自动系统相比，其特点是在外科医生的连续及直接控制下进行一部分外科手术操作，该系统可以监测手术进展，并在整个手术过程中提供详细信息，如截骨或磨锉的准确性，但术中仍需使用常规工具进行手术操作。

二、机器人分类

（一）影像引导模式和非影像模式

影像引导模式需要在术前进行受累关节和相应肢体的 CT 或 MRI 扫描检查，然后建立患肢三维骨骼模型和假体位置大小计划，术中进行骨注册配准完成术前三维模型与患者关节真实解剖结构的融合。尽管影像引导模式有助于提高手术精准度，但术前 CT 扫描具有部分缺点，包括增加了影像学检查的费用以及辐射暴露风险等。

非影像模式无须在术前进行专门的 CT 或 MRI 扫描，其依赖关节解剖表面的术中骨注册配准和肢体运动学创建三维虚拟模型，并制订手术计划。非影像模式术中注册配准依赖于外科医生探针注册骨标志物的准确性，有一定的人为误差。

（二）自动、被动和半自动机器人

自动机器人可以在外科医生建立和确定手术计划、假体位置和大小后，在外科医生的监督下独立完成大部分手术操作（除了手术显露和机器人系统安装）。由于担心神经和其他软组织损伤以及其他并发症，自动机器人曾经一度失宠，目前热度稍有恢复，正积极更新技术和流程。相较于传统工具手术，自动机器人在机械轴对线方面精度提高，其缺点和局限性包括额外增加的术前计划和注册时间、程序中止导致的手术时间延长、缺乏外科医生术中干预和调整以及一些技术相关并发症。

被动机器人与自动机器人不同，不能独立完成手术操作，也被称为计算机辅助或导航系统，通过以患者和器械为中心的参考点为外科医生提供围手术期建议并指导手术工具的定位。被动机器人为假体精准植入提供了指导，并彻底改变了骨科手术微创技术。

半自动机器人结合了自动和被动机器人的优势。半自动机器人由外科医生控制和操纵，但外科医生的控制由机器人调节，将截骨或磨锉限制在定义的体积边界内，通过触觉反馈系统约束，或通过调节机器人工具的暴露或速度。这些保护措施不仅可以优化精度并减少错误，还可以简化手术流程。半自动系统可防止外科医生偏离术前计划的截骨和磨锉，从而提高了准确性并减少了假体植入的错误。半自动机器人的优点是由外科医生直接操作，最大限度地减少了学习曲线和组织意外损伤并发症的可能性。

三、临床疗效

现有机器人辅助关节置换手术取得了较好的临床结果，大量研究报道了使用机器人辅助关节置换手术有更好的精确性或精准性，TKA 和 UKA 假体安放位置、角度更为准确，下肢力线恢复更好，偏离安全范围的比例更低。Nikhil Agarwal 等于 2020 年综述 22 项关于机器人辅助技术与传统工具关节置换手术的比较研究，其中 12 项显示机器人辅助技术优于常规器械关节置换手术；在影像学结果比较方面，14 项发现机器人手术后力线恢复更精确，一致性更好，提示机器人辅助手术具有总体优越性。由于机器人辅助术前计划更为全面，术中操作更为准确，因而膝关节置换术中的软组织平衡也更为精确。国产机器人辅助膝关节置换手术方面，Li 等报道 HURWA 机器人辅助 TKA 在恢复下肢力线方面较传统工具更具优势，但患者在术后短期内获得的膝关节功能与传统工具结果相似。Xia 等报道"鸿鹄"手术机器人用于 TKA 可以获得良好的截骨精度，并能很好地实现术前规划角度。现阶段，国产机器人辅助 TKA 系统已被证实可达到与进口机器人相似甚至更高的操作精度。

在 THA 中，机器人辅助髋臼假体安放的外展角及前倾角更为准确，术后影像学测量值接近于术前计划或术中测量值，安全范围内的比例更高，下肢长度和偏距恢复更好。田润等报告了"键嘉"机器人辅助 THA 系统可以在术中更精确地获得髋臼杯角度。

机器人辅助关节置换技术在假体安放精确性方面的优势已有比较确定的共识，但这些优势究竟能带来多大的临床获益目前仍有争议。Haddad 等报道了机器人辅助关节置换手术造成的组织损伤更小、炎性因子升高幅度更低、术后康复更快、疼痛程度更低、住院时间更短、关节活动度恢复更好，近期临床评分也有优势。但也有很多研究没有发现其临床功能方面有显著差异，Shaw 等对照研究了 1160 例机器人辅助手术及传统工具手术后半年的临床结果，发现两组临床疗效无明显差异。出现不同结论的原因很多，可能与术者操作熟练程度差异、机器人系统差异、评价方法和观察时间点差异等都有关系。

另一项评价机器人辅助关节置换手术的指标是假体使用寿命，由于其临床应用的总体时间较短，有中长期随访结果的病例数相对较少，因此尚不能得出可信的数据。但自动机器人 ROBODOC 已有 10 年以上的临床应用基础，Kim YH 等于 2020年报告 2002—2008 年 RCT 研究结果，ROBODOC 机器人辅助膝关节置换手术 750 例，常规工具手术 766 例，平均随访 13 年，最短随访时间 10 年，结果显示两组在功能评分、假体无菌松动、假体生存率及并发症等方面无显著性差异，这与 Jeon 等的研究结果类似。新一代半自动机器人辅助关节置换手术具有较好的短期假体生存率，但中长期结果还有待观察。

四、局限性

机器人设备昂贵一直是令人诟病的问题，这也是今后其被约束广泛应用的主要障碍之一。有关机器人辅助关节置换手术的性价比仍然是一个富有争议的问题，其与机器人售价、手术收费、机器人手术潜在获益（包括缩短住院时间、减少并发症、机器人耗材收费、机器使用寿命和升级成本等）直接相关。不同的支付体系完全不具备可比性。根据 Vermue 等的研究，以美国支付体系为背景，采用 Markov 决策分析模型，假定 1 名 67 岁的骨关节炎患者进行 TKA 检查，估算其在此后 20 年内的可能花费，研究结论是每台机器人每年完成 253 例以上的手术，其效益才合算。Moschetti 采用类似研究方法，认为机器人辅助 UKA 每年需超过 94 例时，其性价比才能超过常规工具手术。以我国目前的医疗付费体制，单从经济收益方面计算，需要机器人手术较大幅度降价，同时提高使用收费标准，才能在经济效益上具有吸引力。但这可能会在一定程度上抑制企业研发的积极性，同时降低患者对机器人手术的接受度。总之，机器人辅助关节置换手术在性价比方面的难题还有待破解。

在技术层面，目前机器人辅助关节置换手术总体仍然处于初级发展阶段，主要表现在主动性有限、智能化不足、灵活性不够、精确性不稳定等方面，部分系统还需要依赖术前特殊影像检查，耗费时间和成本，增加放射线暴露；术中安放调试机器，安装导航定位装置，注册配准，即使过程顺利也会花费过多时间。因此，还需要增加多学科合作，走医工结合道路，做到真正的"人机合一"，利用机器人的优势，发挥临床医师的经验，切实为患者带来益处。

五、未来展望

现有机器人属于一个执行力强、不会思考的好助手，具有可重复性、稳定性、精度高、耐疲劳、离群值少的优点，其触觉交互和主动约束系统能够确保外科医生在安全范围内进行手术，并且可以辅助医生追求个性化手术方案。虽然目前关节置换领域已应用了大量的机器人，国产机器人也呈井喷式发展，全国范围内多家医院也引入机器人，但机器人辅助关节置换手术远未达到业内认可，仍处于探索期。未来机器人改进的方向应主要集中在以下几个方面：①术前计划时应能够进行个性化运动学分析和功能重建；②建立术中软组织感受系统与平衡系统；③应研发开放平台机器人，以适应不同患者对手术假体的需求；④其他改进方面包括术中配准方式优化、简化流程、机械臂的微型化、与人工智能5G等相结合。

总之，在一项新技术应用于临床时，一方面，应该尊重新事物的发生、发展规律，勇于接受、宽容对待、积极探索；另一方面，要更严格地限制新技术应用门槛，仔细、客观、理性地评估该技术是否有利于患者的治疗及预后，避免盲目跟风。尽管需要进一步地研究完全定义关节机器人的成本和收益，但有一点是明确的，即机器人辅助关节置换手术将继续存在并持续发展。

付　君　陈继营　徐　驰　编，张　卓　李海峰　审校

第二章

机器人辅助关节置换术的适应证、禁忌证和不良事件

一、机器人辅助关节置换术的适应证和禁忌证

　　机器人辅助手术是利用机器人完成人工关节置换手术过程。机器人作为手术规划和实施工具，并没有从本质上改变人工关节置换术的适用范围。人工髋膝关节置换术的适应证始终是保守治疗无效的关节病变，这一点并没有随着机器人手术技术的出现和愈发成熟而发生任何本质上的改变。但是，对于部分特定病例，机器人辅助手术具有其独特的优势。

　　合并髋关节或膝关节周围内固定存留的病例，机器人术前规划可以在手术前得知内固定与假体的相对位置，从而确定内固定是否需要全部或部分取出，这为手术流程提供了良好的条件，也可以通过术前规划设计假体的尺寸和位置，避免进一步造成医源性损伤。膝关节置换手术中髓内定位步骤的省略也避免了合并内固定患者需要提前取出内固定，进一步简化了手术流程。对于明显关节外畸形的患者，也可以通过机器人辅助规划和实施手术获得更为准确和个体化的下肢力线和关节平衡。

　　关节内或骨髓腔内可疑感染的病例并不适用于机器人辅助手术，同样也不适用于常规徒手操作的关节置换手术，这一点与传统手术相比并没有过多不同。

　　总之，机器人辅助关节置换手术作为一种新兴的手术技术，对手术操作流程产生了深远的影响，但并未从本质上改变手术的适应证和禁忌证。

二、机器人辅助手术的不良事件

　　机器人辅助关节置换手术存在一些不良事件，如固定针松动、浅表感染、经针

道骨折、神经血管损伤甚至骨髓炎等。这些并发症的发生主要与机器人设备本身，尤其与参考架固定针有关。早期，人们对于这些特殊并发症较为担忧。随着机器人辅助手术的进一步推广和使用，研究人员发现这类特有不良事件的发生率很低，而且大部分都比较容易处理，这大大缓解了众多骨科医生和患者的使用顾虑。另外，与开展较早并广泛应用的计算机导航辅助手术相比，机器人辅助关节置换手术开展稍晚、数量有限，且两者并发症相似，故笔者在本章节将两者的不良事件合并讨论。

（一）终止机器人或导航手术，改为手工手术

机器人辅助关节置换手术的手术过程可以分为以下几个步骤，包括术前规划、机器人校准、手术暴露、术中规划调整、切磨骨骼以及假体最终植入等。这些步骤需有效完成，才能保证手术的成功实施。然而，即使手术计划很完备，医生有时也会在手术过程中遇到意想不到的问题。从工程师的角度看，最好是寻找问题原因，持续解决问题，最终完成手术。然而，机器人手术是在人体上实施，因此在适当时机终止机器人手术，更改为手工手术，可能对医生和患者都是更好的选择。

2002年，Siebert 等最先报道 70 例使用 CASPAR 机器人辅助全膝关节置换手术的患者，有 1 例（占 1.4%）由于注册标记问题终止机器人手术，改为手工手术。2004年，Victor 等报道 984 例计算机导航辅助初次全膝关节置换手术患者，有 5 例（占 0.5%）在术中出现跟踪器固定针移位，最终改为手工手术。2007 年，Bellemans 等报道一篇使用 ROBODOC 和 CASPAR 两款主动式机器人辅助膝关节置换手术的文章，共 25 例患者，结果有 3 例由于跟踪器识别困难而终止机器人手术，改为手工手术，机器人手术终止率为 12%。2011 年，Chun 等报道从 2007 年 5 月至 2008 年 12 月有 100 例（THA38 例，TKA62 例）计划实施 ORTHODOC 机器人辅助初次关节置换手术患者，22 例因各种原因被终止或放弃机器人手术，其中有 21 例为全膝关节置换手术，1 例为全髋关节置换手术。具体原因为髌腱断裂 5 例、反复注册失败 5 例、技术错误 3 例、数据 CD 读取器（ROM）损坏 2 例、无菌核查发现问题 2 例、建模错误 2 例、机器人控制程序损坏 1 例、医生操作错误 1 例、髋关节活动受限 1 例。在 21 例终止的 TKA 术中，10 例改用导航辅助完成，9 例改为手工手术完成；1 例终止的 THA 手术最终由手工手术完成。本研究中，机器人手术的终止率高达 22%。2017 年，Liow 等报道 1 篇关于 ROBODOC 机器人辅助手术和手工手术的前瞻性随机对照研究，其中机器人组有 3 例因技术问题中止机器人辅助手术，改为常规手工手术，机器人手术终止率为 12.5%。无论采用哪款机器人或导航系统，终止手术有时不可避免。外科医生应该注意机器人手术系统的潜在问题，并做好应对。

（二）与跟踪器固定针相关的并发症

大多数类型的计算机导航和机器人辅助关节置换手术需要临时在股骨和胫骨额外放置两枚固定针固定跟踪器，这无疑增加了并发症发生的机会，如发生固定针松动移位、针道部位感染以及骨折等。Thomas 等报道固定针相关并发症的总发生率为1.4%，术中最常发生的是固定针移位脱落，发生率约为 0.6%；术后并发症中最常发生的为针道部位浅表感染，发生率约为 0.6%；其次为经针道骨折，发生率约为 0.2%。可见，此类并发症并不常见。

1. 固定针松动、移位、断裂

2004 年，Victor 等报道 984 例计算机导航辅助初次全膝关节置换手术患者，有 5 例（0.5%）在术中发现跟踪器固定针移位，最终都改为手工手术。2007 年Hernandez 等报道的 367 例计算机导航辅助全膝关节置换手术患者，有 3 例因股骨针松动而终止导航手术。2010 年，Owens 等报道 984 例计算机导航辅助初次全膝关节置换手术患者，有 5 例（5%）术中发生固定针移位，导航手术被迫终止。2020 年，Carlos 等报道 878 例计算机导航辅助全膝关节置换手术患者，有 11 例（1.2%）发生固定针松动，被迫改为手工手术。文献报道，固定针松动、移位、断裂的发生率约为 0.6%。一旦出现固定针问题，可能会导致 61% 的病例终止导航或机器人手术。出现这类并发症可能与外科医生经验相关。外科医生应该充分认识这一问题，特别是在开展这类手术的早期阶段，更应引起重视。

2. 针道部位浅表感染、骨髓炎

2010 年，Owens 等报道 984 例计算机导航辅助初次全膝关节置换手术患者，有17 例（1.7%）出现与固定针相关的轻微并发症，全部在胫骨侧，其中 12 例诊断为固定针周围浅表感染，感染发生率为 1.2%。这些感染病例均通过使用抗生素缓解，没有需要再入院或再手术。2015 年，Khahka 等回顾性分析 1596 例计算机导航辅助全膝关节置换手术患者，有 17 例发生胫骨针部位浅表感，发生率为 1.1%。作者认为，这类感染与胫骨软组织覆盖少、固定针会增加刺激和感染的机会有关。2017 年，Brown 等报道 2001—2016 年连续 3100 例计算机导航全膝关节置换手术患者，没有发生固定钉部位感染。该作者总结文献中的 7383 例病例，共有 35 例针浅表部位感染，发生率为 0.47%，低于全膝关节置换手术后假体周围感染率（1%～2%）。2017 年，Kamara 等报道了一机构为期 3 年的所有计算机导航辅助髋关节和膝关节置换手术的并发症，纳入 839 例患者，涉及 3136 个固定针位点，结果有 3 例出现固定针部位红肿伴流脓，感染率为 0.36%。这 3 例患者通过局部伤口护理和口服抗生素成功治愈，未进行额外的手术。2011 年，Berning 等报道 1 例计算机导航全膝关节置换手术术后发生胫骨骨髓炎的病例：该患者为 62 岁男性，因左膝骨关节炎行手术；术后 19 天原胫骨固定针部位出现蜂窝织炎和渗出，经抗生素治疗后好转出院；术后 2 周、6 周随访，患者膝关节功能恢复良好；术后 6 个月，患者原胫骨固定针感染部位再次出现流脓，X 线平片显示与胫骨固定针针道一致的放射透亮区，提示骨髓炎。行开放清创术，由钉道取出的感染物组织学检查显示革兰氏阳性球菌，脓液培养显示金黄色葡萄球菌。患者经 6 周静脉注射氟氯西林和口服利福平治疗，获得治愈。针道部位感染的发生率为 0.5% ~ 1.0%，相对较低，一般认为与针的组织切割损伤和局部热损伤有关，可能的危险因素包括患者的年龄、合并症、局部皮肤萎缩以及手术技术错误等。感染几乎都发生在胫骨固定针道周围，这与胫骨前内侧软组织覆盖较少、固定针增加刺激和感染的机会相关。这类感染通过加强局部伤口护理、口服（或静脉注射）抗生素治疗，大部分都能成功治愈，很少需要外科手术干预。

3. 神经血管损伤

2005 年，Zipper 等报道 30 例（29 个患者）ROBODOC 机器人辅助全髋关节置换手术，所有患者均接受系统的神经学和神经生理学检查，结果有 3 例（10%）出现神经损伤，包括坐骨神经、股神经和臀上神经损伤导致的功能丧失，术后第 1 年内均恢复，未发生永久性残疾。作者认为，机器人手术导致神经损伤的发生率可能性高于手工手术（3.1%）。2005 年，Sikorski 等报道了一组 122 例计算机导航辅助手术患者，有 6 例因安装髂嵴固定针导致出现股外侧皮神经麻痹，发生率为 5%。2007 年，Park 等报道 1 篇机器人辅助和常规手工初次全膝关节置换术的比较研究，其中 ROBODOC 机器人组共 32 例患者，有 1 例发生高速磨钻相关性腓总神经损伤。2017 年，Kamara 等报道 839 例计算机导航辅助髋关节和膝关节置换手术的并发症，1 例前路 THA 手术在对侧髂嵴置针时，导致股侧皮神经损伤，发生率为 0.12%。2013 年，Sandesh 等报道 1 例 58 岁男性因右膝骨关节炎行计算机导航辅助全膝关节置换手术，术后 3 天，患者诉右大腿疼痛、肿胀和活动范围受限，超声发现股四头肌内股骨置针部位血肿。进一步检查证实，股骨置针损伤股浅动脉进入股骨髓腔的分支造成活动性出血。随后行血肿清除手术，并在股骨出血部位拧入两枚单皮质螺钉填塞血管，减少出血。2019 年，Lonner 等报道 1064 例使用 MAKO 和 Navio 两种机器人辅助膝关节单髁置换手术患者，其中 1 例因置针导致胫骨前动脉分支损伤，出现假性动脉瘤。患者术后 8 周仍表现为下肢肿胀，最终通过血管内治疗（导管栓塞）得以解决。本研究中，血管损伤的发生率为 0.1%。神经血管损伤的发生率很低，术中置针时的规范操作是避免这一并发症的关键。

4. 经针道骨折

2006 年，Ossendorf 等首先报道了计算机导航辅助全膝关节置换手术术后一种全新的并发症——经针道应力骨折。此患者为 1 名 65 岁女性（身高 149 cm，体重 82 kg），因左膝骨关节炎行计算机导航辅助全膝置换手术。手术过程顺利，术后 10 天患者出院转入康复中心。术后 3 个月随访时，患者出现持续性大腿疼痛，仅能步行 15 min。复查 X 线平片显示，股骨远端安装导航参考架的钉道处发生无移位的应力骨折，并且局部已经出现骨性骨痂，患者减少负重后骨折愈合。2017 年，Brown 等回顾性总结了从 2001—2016 年连续 3100 例计算机导航全膝关节置换手术术后患者的特有并发症，有 2 例发生经针道骨折，发生率为 0.065%。其中 1 例为股骨远端骨折，行手术治疗；另 1 例为胫骨近端骨折，行非手术治疗。2020 年，Vermue 等报道 386 例 MAKO 机器人辅助全膝关节置换手术患者，有 1 例发生胫骨侧经针道应力性骨折。2021 年，Smith 等总结了截至 2020 年 4 月 20 日之前，有关计算机导航和机器人辅助全膝和单髁置换手术术后发生经针道应力骨折的文献，共计 17 篇（其中 5 篇病例系列，1 篇队列研究，11 篇个案报告），共报道经针道应力骨折 29 例，其中 28 例（28 例患者）为计算机导航手术，1 例为机器人手术；24 例（83%）患者为女性，4 例（14%）为男性，1 例未报告性别；患者平均年龄为 68.9 岁（53 ~ 82 岁）。骨折的总体发生率为 0.06% ~ 4.8%。发生骨折平均时间为术后 9.5 周（范围为 0 ~ 40 周）；17 例（59%）发生在股骨骨干，3 例（10%）在股骨干骺端，7 例（24%）在胫骨骨干，2 例（7%）在胫骨干骺端；19 例（66%）骨折发生移位，10 例（34%）为未移位或隐匿性骨折；大多数病例无创伤或由轻微创伤造成，患者初期通常会有几天或几周的腿部持续疼痛；24 例（83%）骨折通过 X 线片诊断，3 例（10%）通过磁共振成像（MRI）诊断，2 例（7%）通过骨扫描诊断。所有 29 例骨折（100%）均发生在全膝关节置换手术术后，无一例发生在单髁置换手术术后。最终治疗方法为 4 例（14%）骨折采用切开复位内固定（ORIF）治疗，14 例（48%）采用髓内钉治疗，10 例（34%）采用非手术保护负重治疗，1 例（3%）需要 TKA 翻修术。患者最终均恢复良好。作者认为，固定针轨迹、直径（＞ 4 mm）、固定于骨干、多次置针及使用非自钻自攻针是导致经针道应力骨折的常见危险因素。对于计算机导航和机器人辅助全膝和单髁置换手术术后腿部持续疼痛的患者，应警惕针道应力骨折的可能性，以避免骨折移位。另外，考虑到皮质骨应力升高和热坏死可能导致术后骨折的可能，作者建议应避免经骨皮质置针（即固定针未经过髓腔造成骨皮质切割），尽可能垂直于骨面置针并使用自钻自攻针以降低此类骨折的风险。Thomas 等再次总结了截至 2022 年 1 月之前的有关计算机导航和机器人辅助膝关节置换手术固定钉相关并发症文章总 36 篇，其中病例报道和对照研究各 18 篇。18 篇病例报道共涉及了 25 个患者，其中 24 例为女性（96%），平均年龄 67 岁（46 ~ 79岁）。共出现并发症 27 例，其中经针道骨折（22 例）最常见，占 81%。22 例骨折中，有 1 例发生在术中，余 21 例发生在术后，平均发生时间为术后 12 周（3 ~ 52 周）；有 11 例为轻微移位或非移位应力骨折（50%），11 例为横行或斜行骨折（50%）；12 例（55%）发生在股骨（骨干 7 例，干骺端 5 例），其余 10 例（45%）发生在胫骨（骨干 5 例，干骺端 5 例）；9 例移位骨折中的 8 例通过股骨髓内钉或切开复位钢板固定成功治愈，1 例轻度移位的股骨髁上骨折最初选择非手术治疗，但 2 天后发生明显移位，最终行髓内钉手术治疗。所有非移位骨折均通过非手术治疗成功。另外，18 篇对照研究共涉及 7336 例患者（5517 例 TKA，1814 例 UKA，5 例髌股关节置换术），平均年龄为 69 岁（64 ~ 75 岁），58% 为女性；其中经针道应力骨折 13 例，总发病率为 0.2%；9 例（69%）发生在股骨，4 例（31%）发生在胫骨；4 例行切开复位内固定手术，3 例采用髓内钉手术，1 例行 TKA 翻修，2 例行非手术治疗，3 例未说明具体治疗。作者认为，如女性骨密度降低、年龄增加、BMI 和合并症等多种因素可能会增加经固定针针道应力骨折的风险。经针道应力骨折的总体发生率在 0.2% 左右，以股骨侧骨折居多。有限元研究证实，导航、机器人手术发生经针道应力骨折的主要原因是针道部分应力集中造成。文献报道，需药物治疗的骨质疏松症、高 BMI、置针位置、针直径等是发生经针道应力骨折的危险因素。单皮质、双皮质、经皮质三种针道方式是否会增加骨折风险，尚存在争议。但在针固定过程中多次钻孔可能会产生骨内应力上升，并容易导致骨折。目前认为，没有单一因素会显著增加术后经针道骨折的风险，外科医生应该综合评估上述因素，尽量避免骨折这一并发症的发生。

5. 骨化性肌炎

2013 年，Abdul Jabar 等报道 1 例行计算机导航膝关节置换术后，在股骨标志针部位出现症状性的早发性骨化性肌炎病例。患者女性，72 岁，体重指数为 35 kg/m²，诊断左膝骨关节炎，于 2008 年 3 月行计算机导航左侧全膝关节置换手术，假体为非水泥型，手术顺利。术后 6 周随访，患者诉膝关节肿胀，屈曲时明显疼痛。复查 X 线片显示，标记针所在的股骨皮质前方有新骨质形成。术后 14 周患者仍持续疼痛，行手术治疗，切除位于股骨远端前外侧钙化组织，范围约 5 cm × 5 cm 大小。术后恢复良好，膝关节活动范围改善到 0 ~ 86°。术后组织学证实为骨化性肌炎。作者认为，在股骨针置入过程中进行较大范围的骨膜剥离可能是该患者出现骨化性肌炎的主要原因。作者建议术中尽量减少骨膜剥离，细致操作，手术结束时彻底冲洗，以避免这种并发症的发生。

三、总结

近年来，机器人辅助关节置换手术发展迅速，国产机器人更是发展迅猛。关节机器人具有可重复性高、稳定性好、精确度高等优点，备受骨科中青年医生青睐。外科医生也应该意识到，尽管机器人手术有潜在的优势，但也可能会带来一些特殊的并发症，如固定针松动导致机器人手术终止、经针道应力骨折、神经血管损伤等，尽管这类并发症发生率很低，而且大多数容易处理，但外科医生要保持警惕，规范手术操作，如安装固定针时，要小心规范，尽可能避免这一类并发症的发生。

李海峰　柴　伟　编，张　卓　审校

附 典型病例

1. 王××，女，67 岁。身高 148 cm，体重 63 kg，BMI 28.76 kg/m²。

2. 患者因膝骨关节炎（图 2-1）于 2022-09-27 行 MAKO 机器人辅助右侧人工全膝关节置换手术，手术过程顺利，股骨侧定位架置于切口内（图 2-2）。

3. 术后 1 周患者下地转身时突感手术侧膝关节疼痛、活动障碍，复查膝关节 X 线片示右膝关节股骨假体周围骨折（图 2-3）。

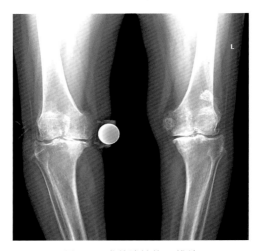

图 2-1　术前膝关节 X 线片

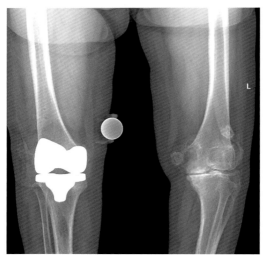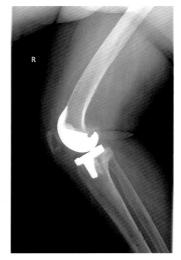

图 2-2　术后膝关节 X 线片

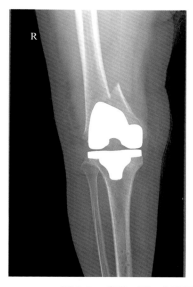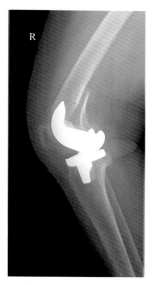

图 2-3 术后 1 周，右股骨远端假体周围骨折

4. 行切开复位内固定。

5. 术中见右股骨远端骨折，骨折线经股骨定位架钉孔，股骨假体稳定（图 2-4）。

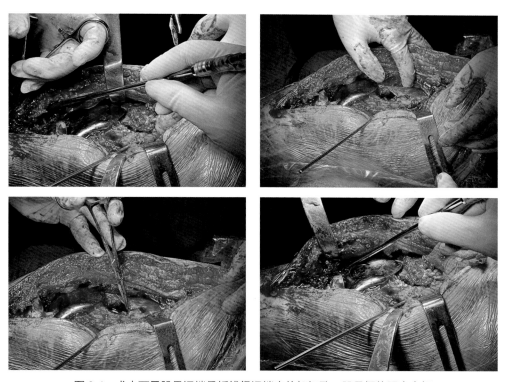

图 2-4 术中可见股骨远端骨折线经远端定位架钉孔，股骨假体固定良好

6. 术中行骨折复位、双侧锁定接骨板固定（图 2-5）。

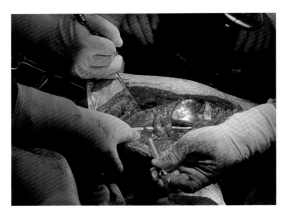

图 2-5　锁定接骨板固定骨折

7. 术后处理：膝关节铰链支具固定，术后第 1 天开始床上活动，支具及助行器辅助部分负重，术后 6 周恢复完全负重（图 2-6 ～图 2-8）。

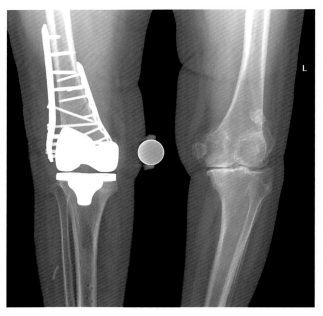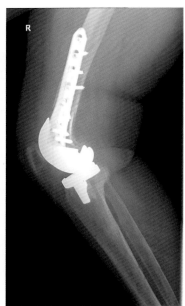

图 2-6　骨折内固定术后 X 线片

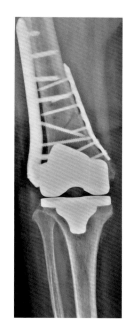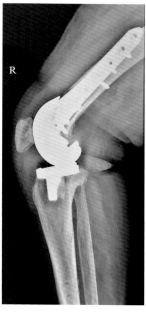

图 2-7　骨折术后 6 周复查

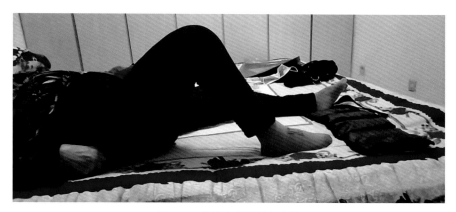

图 2-8　术后 3 个月关节功能

（病例提供：张　卓　倪　明）

>>>>>

第二篇

各论

第三章
机器人辅助人工全髋关节置换术

第一节 MAKO 机器人辅助人工全髋关节置换术

一、简介

●目前应用最广泛的关节外科机器人是基于半主动式封闭平台的 MAKO 机器人手术系统（图 3-1-1）。

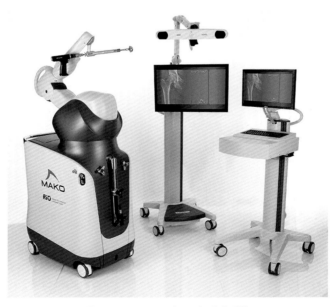

图 3-1-1 MAKO 机器人手术系统

● 2008 年美国食品药品监督管理局（Food and Drug Administration，FDA）批准 MAKO 可用于 TKA，2010 年其被批准其应用于 THA。

●该机器人需要术前 CT 影像完成术前规划和术中导航，术者手持机械臂末端磨削工具进行操作。

●机械臂可限制手术范围，当超出术前规划范围时，机械臂会提供反馈并终止手术操作。

●术前规划可以在术中进行调整，以应对可能发生的意外情况。

●目前国内应用的 MAKO 机器人手术系统为 3.0 版本。

●国外已上线 4.0 版本，主要变化为新增站立位与平卧位的骨盆位置换算，引入脊柱 – 骨盆 – 髋关节联动的功能安全区概念，在术前规划时即可显示股骨柄前倾角，进行术后动态撞击模拟，并可辅助进行翻修手术。

二、操作技术

（一）术前准备

1. 影像学检查

（1）MAKO 机器人辅助人工全髋关节置换术是一种基于 CT 三维影像建模的机器人辅助手术方式，通过将术前的 CT 建模与术中标记相匹配完成空间认证。

（2）术前检查除拍摄常规的骨盆正位、髋关节正侧位、下肢全长 X 线片外，还需增加骨盆及双膝关节 CT 平扫检查。

（3）CT 扫描检查要求：患者仰卧位，从脚开始；对齐双踝和双膝关节，确保仰卧位；触诊双侧髂前上棘，比较 CT 扫描床上方的相对高度；对齐身体纵轴和 CT 扫描床纵轴。具体要求见表 3-1-1 和图 3-1-2。

（4）双侧股骨远端需要同时扫描，以获得准确的下肢长度测量。

表 3-1-1 MAKO 机器人辅助 THA 术前 CT 扫描要求

扫描部位	骨盆 + 股骨近端	膝关节
间距	①扫描整个双侧骨盆（包括内侧 / 外侧 / 前端 / 后端 / 上部）。②股骨小转子以下 ≥ 180 mm	①扫描双侧股骨和胫骨之间的关节线。②膝关节关节上方 10 cm（股骨侧）
FOV	①扫描整个双侧骨盆（包括内侧 / 外侧 / 前端 / 后端 / 上部）。②股骨小转子以下 ≥ 180 mm	①扫描双侧股骨和胫骨之间的关节线。②膝关节关节上方 10 cm（股骨侧）

续表

扫描部位	骨盆+股骨近端	膝关节
轴向切片	1:1 间距，使用螺旋扫描	1:1 间距，使用螺旋扫描
图像分辨率	512×512 矩阵，图片必须是正方形	512×512 矩阵，图片必须是正方形
kVp	120 ～ 140 kV	120 ～ 140 kV
mA	200 ～ 250 mA	200 ～ 250 mA
数据导出	①以 DICOM3 格式导出。 ②所有图像存档在同一张光盘上	①以 DICOM3 格式导出。 ②所有图像存档在同一张光盘上
其他	完整骨扫描和数据重建 扫描台不包含在扫描中	完整骨扫描和数据重建

注：FOV 不能超过 500 mm

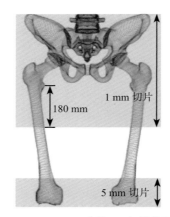

图 3-1-2　MAKO-THA 术前 CT 扫描范围和要求

2. 术前规划

包括髋臼侧假体规划和股骨侧假体规划。

（1）冠状面及横断面：在横视图中，理想的髋臼杯恰好位于前后壁之间。这一视图还提供了髋臼杯在前后缘悬出结果。髋臼杯内缘应位于髋臼底，使用皮质边缘（红色的线）作为参考，髋臼杯应该刚好在髋臼壁的外侧，但不能突破（图 3-1-3）。

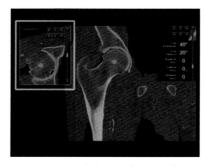

图 3-1-3　三维视图（冠状面）

（2）冠状面视图可用于规划髋臼杯的外展角和上下位置（图 3-1-4）。默认设置为外展角 40° 和前倾角 20°，但会根据外科医生的偏好而更改。

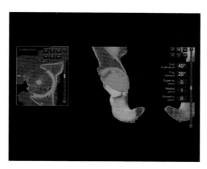

图 3-1-4　三维视图（冠状面）

（3）冠状位视图也可以选择"X 线模式"，方便医生观看（图 3-1-5）。

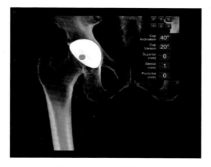

图 3-1-5　二维视图

（4）在磨锉视野中，外科医生能够看到计划磨锉的骨质。横视图有助于评估前后壁的磨锉情况，计划磨锉的骨质用绿色表示（图 3-1-6）。

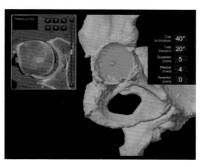

图 3-1-6　磨锉情况

（5）股骨柄类型、型号和股骨头长度可以在屏幕右侧选择调整。冠状面视图允许医生选择最合适的股骨柄，假体在髓腔中心，医生可以在矢状位和横断位浏览假体填充情况（图 3-1-7、图 3-1-8）。

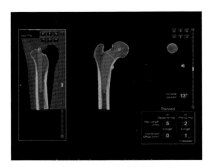

图 3-1-7 股骨柄填充情况

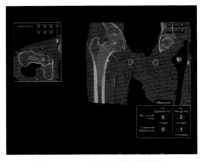

图 3-1-8 股骨柄旋转情况

（6）冠状面视图中，红色代表股骨头形态，蓝色代表股骨柄的旋转中心，绿色代表髋臼杯的旋转中心，有助于判断股骨颈截骨高度。横断面视图有助于评估假体与髓腔的匹配情况，医生可以在"X 线视图"或冠状面 CT 视图中使用测量工具测量计划中的小粗隆截骨位置（图 3-1-9）。

（7）复位情况以整个平面（髋臼杯、股骨柄、内衬股骨颈长度）显示，并给出长度及偏心距的变化情况（图 3-1-10）。复位情况可以在"X 线视图"中看到，医生会更习惯于看此视图（图 3-1-11）。

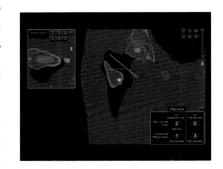

图 3-1-9 小粗隆截骨高度

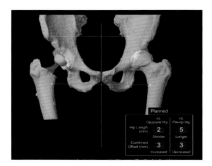

图 3-1-10 整体三维视图

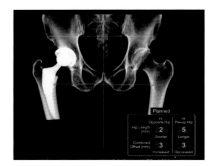

图 3-1-11 整体二维视图

3. 手术室配置

（1）捕捉探头最好放在手术床头端，如果干扰麻醉，11 ～ 1 点都可以达到最佳结果。

（2）术中可以根据情况移动，不会影响手术进程。

（3）机械臂位于患者前侧，并应与患者的 ASIS 和髋臼对齐。

（4）机械臂可以放置于胸部水平（头部），磨挫和植入假体前应测试各种角度以满足外展和前倾角度（图 3-1-12）。

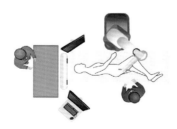

图 3-1-12　MAKO 机器人手术全景站位

（二）手术技术

1. 体位摆放

患者消毒前，屈曲膝关节，使髌骨稳定。在髌骨下极放置一枚心电图极片，建议用无菌贴膜固定心电图电极，然后用自粘包裹。在点击股骨远端和近端检查点时要确保下肢保持相同的姿势，这点非常重要（图 3-1-13）。

2. 安装骨盆参考架

手术过程中，医生应沿着髂骨棘做 1 个刺状切口或者 1 ～ 2 cm 的切口。然后选择长 1 ～ 2 横指的区域安装参考架，并将其对准相机。拧紧所有旋钮并检查参考架的稳定性（图 3-1-14）。

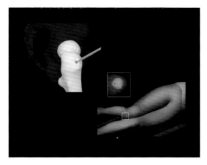

图 3-1-13　股骨近端、远端注册点位置

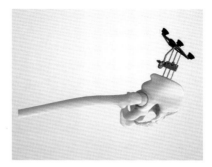

图 3-1-14　参考架安装位置

3. 切口和显露

（1）植入髋臼上方的骨盆检查点，远离髋臼，以避免侵犯髋臼壁和影响磨挫。

（2）植入股骨大粗隆外侧的近端检查点。

（3）将术腿置于手术床，屈曲膝关节 90°，捕捉近端和远端标志，确保股骨在手术期间保持位置一致（图 3-1-14）。

（4）脱位，根据股骨柄的假体计划，可以测量后决定股骨颈截骨高度。

4. 髋臼注册

（1）点击髋臼后方、髋臼前方和髋臼上方的前 3 个注册点（图 3-1-15）。最初的注册点十分重要，可以将患者三维模型和骨骼进行匹配。

（2）然后，系统会自动进入接下来的 32 个点的注册过程（图 3-1-16）。

（3）医生将确认 8 个验证点，最终结束髋臼注册（图 3-1-17）。

（4）正确的注册技术是非常重要的，应该尽可能多地分散配准点，确保周围点在髋臼边缘之外，探针位于骨面上，而不在软组织上。

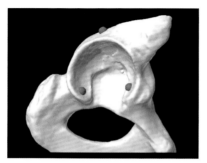

图 3-1-15　髋臼初始注册点位置

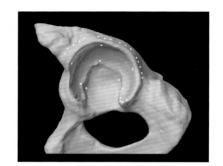

图 3-1-16　髋臼 32 个注册点位置

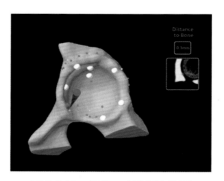

图 3-1-17　髋臼 8 个验证点位置

5. 髋臼磨锉

（1）连接磨锉工具，可以使用直的或者偏心距磨锉杆。当使用偏心距磨锉杆时，请确保规划页面上标识了正确的磨锉工具。

（2）将机械臂移向髋臼，并在自由臂模式下准备磨锉方向。机械臂一旦处于合理位置，即脱离自由模式，开始磨锉。在立体定向模式方面，医生在计划旋转中

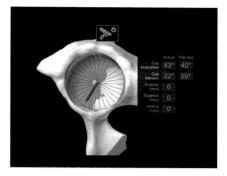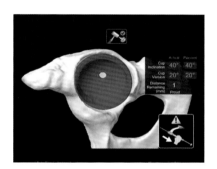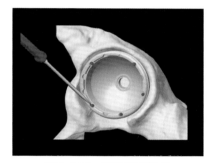

心的任何方向上都有 5° 的自由度。绿色表示
应该磨挫更多的骨质（图 3-1-18），白色表示
磨挫骨量已达到手术计划，红色表示磨挫过多，
大于 1 mm。磨挫满意后，卸下动力装置和磨
挫杆。

6. 髋臼假体植入和角度验证

将髋臼杯固定到打击器手柄上，按照计划
方向，将髋臼杯移入髋臼，并确保完全固定
（图 3-1-19）。医生若想要检查髋臼杯的角度

图 3-1-18 髋臼磨挫

位置，可以使用"最终结果"选项卡下的手术结果功能（图 3-1-20），然后可以直
接植入髋臼内衬。

图 3-1-19 植入臼杯

图 3-1-20 验证臼杯位置

7. 股骨侧操作

（1）股骨柄试模：使用开口器和铰刀进行股骨侧操作，逐号增加尺寸，直到
股骨挫无法进入髓腔，此时股骨柄应正好与股骨距平齐（图 3-1-21）。选择最终尺
寸的股骨柄试模，然后选择合适的股骨颈试模。

（2）试模复位：选择合适尺寸的股骨颈、股骨头试模及内衬，然后复位，确
认复位前试模的位置和大小。通过一系列运动确认关节稳定性。最初计划所做的任
何调整都必须在软件中更改，以反映更新的值。根据显露前的肢体状态，点击股骨
近端和远端标志，以确认已经达到计划的下肢长度和偏心距（图 3-1-22）。如果需要，
医生可以拍摄术中 X 线片。一旦达到预期的复位结果，取出试模，植入股骨假体。

（3）股骨柄植入：插入适当的髋臼内衬，用手将股骨柄植入髓腔，打击至计
划位置并完全固定。清洁和干燥股骨颈锥度，将股骨头放在锥度上，敲击牢固固定。
复位关节，并评估活动范围、稳定性和下肢长度（图 3-1-23）。

（4）复位结果：在快速工作流程中，医生可以通过点击股骨近端和远端检查点，在复位结果页面中获取植入后的最终值（图3-1-24）。取出股骨近端和骨盆小螺钉，脉冲灌洗后关闭手术部位。

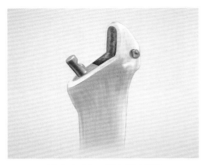

图3-1-21　植入股骨柄

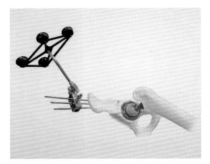

图3-1-22　复位后确认下肢长度和偏心距

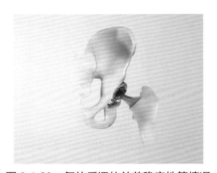

图3-1-23　复位后评估关节稳定性等情况

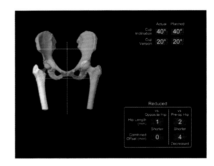

图3-1-24　植入后最终下肢长度和偏心距

三、总结

研究表明，MAKO机器人手术系统在THA中不但可以精准放置髋臼磨锉和臼杯，还可以计算术中髋关节长度、偏心距和联合前倾角以及做出相应假体调整的能力，临床安全性及有效性已得到证实。

目前尚未检索到MAKO机器人手术系统在翻修手术中应用的大宗报道，但在复杂髋关节置换术，如发育性髋关节发育不良（developmental dysplasia of hip，DDH）中已有较多的应用。由周一新教授团队进行的一项MAKO机器人手术系统在DDH患者中的应用研究结果显示，与传统技术相比，机器人辅助技术可以帮助外科医生在Lewinnek和Callaghan安全区更准确地植入髋臼杯，而不会增加失血和手术时间。解放军总医院骨科团队对Crowe Ⅲ/Ⅳ型DDH患者进行了一项倾向评分匹配的配对对照研究，共纳入 27 例患者来评估 MAKO 机器人辅助技术，结果显示传统 THA 的臼杯前倾角明显大于机器人 THA 组（$P < 0.001$），常规 THA Lewinnek 安全区的髋臼杯比例为 37%（10/27），机器人 THA 为 96.3%（26/27）（$P < 0.001$），机器人辅助技术提高了 Crowe Ⅲ/Ⅳ型患者髋臼假体植入安全区的比例。

THA 有多种手术入路，目前微创入路越来越受欢迎。最近一项关于机器人辅助直接上方入路（DSA）THA 的研究结果显示，在髋臼假体植入后机器人验证其外展角为 37.4°±2.0°，前倾角为 17.1°±4.5°，与术前规划（38.2°±1.6°、16.6°±3.7°）比较，差异均无统计学意义（$P > 0.05$），并获得良好的早期疗效。另外一项关于 MAKO 机器人辅助直接前方入路（DAA）THA 的研究表明，MAKO 机器人辅助 DAA-THA 的学习曲线约为 19 例，MAKO 机器人辅助 DAA-THA 在学习曲线过程中即可以保证假体放置的准确性和手术的安全性，术后短期临床效果良好。机器人辅助技术可能弥补微创入路的缺点，使医生更容易掌握，且可推动微创入路的发展。

总之，MAKO 机器人具有可重复性、稳定性、精度高、耐疲劳、离群值少的优点，其触觉交互和主动约束系统能够确保外科医生在安全范围内进行手术，并且可以辅助医生追求个性化手术方案。

孔祥朋　张　帅　柴　伟　编，张　卓　审校

附 **典型病例**

1. 张 ××，男，43 岁。身高 173 cm，体重 82 kg，BMI 27.4 kg/m²。

2. 患者因双侧股骨头坏死入院治疗，既往体健。

3. 同期双侧机器人辅助 THA，术前 X 线片和术后 3 个月随访 X 线片见图 3-1-25、图 3-1-26。

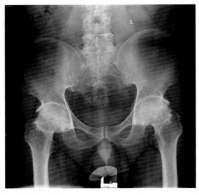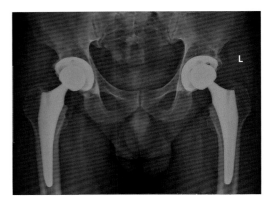

图 3-1-25 双侧股骨头坏死术前 X 线片　　　图 3-1-26 双侧股骨头坏死术后 3 个月 X 线片

第二节　元化锟铻机器人辅助人工全髋关节置换术

一、简介

● 2023 年 3 月，元化锟铻全骨科手术机器人辅助关节置换手术导航定位系统新增了髋关节手术适应证并获批上市，成为首个国产自主研发的髋膝关节一体化全骨科手术机器人（图 3-2-1）。

● 元化锟铻全骨科手术机器人是开放的平台，可匹配国内外一系列关节假体，能够满足众多实际临床需求。

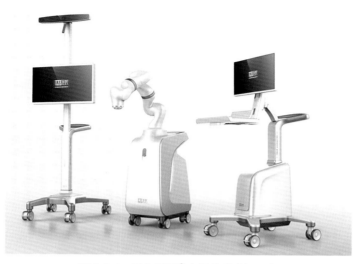

图 3-2-1　元化锟锘® 全骨科手术机器人

二、操作技术

（一）术前准备

1.影像学准备

（1）元化锟锘机器人辅助人工全髋关节置换术是一种基于 CT 三维影像建模的机器人辅助手术方式，通过将术前 CT 建模与术中标记相匹配完成空间认证。

（2）术前检查除常规的髋关节正侧位 X 线片、骨盆正位 X 线片外，需增加骨盆和膝关节 CT 平扫检查，扫描参数和要求见表 3-2-1。

表 3-2-1　元化锟锘机器人术前 CT 扫描要求

扫描层间距	骨盆周围≤ 1 mm 膝关节周围≤ 3 mm
扫描起止顺序	全骨盆→膝
扫描方式	仰卧位，螺旋方式扫描
轴向切片	1∶1 间距
数据格式	符合 DICOM 格式，所有图像均在一个空间下

2. CT 分割

（1）分割模块的分割流程：CT 图像预处理、交互式图像分割、模型生成等。

（2）CT 图像预处理包含图像裁剪、阈值处理、腐蚀膨胀、孔洞填充等功能，主要完成图像分割前的阈值预处理操作。

（3）交互式图像分割包括画笔、橡皮擦、清除、分类等分割工具，主要通过交互式分割工具完成当前图层的图像分割。

（4）模型生成主要为分割完成的髋骨和股骨生成并储存为对应的三维文件（图 3-2-2）。

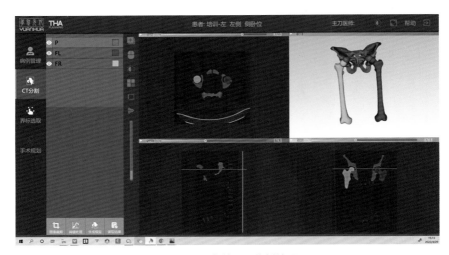

图 3-2-2　术前 CT 分割处理

3. 界标选取

（1）选取骨盆和髋关节的界标：在工具栏点击"界标选取"，进入界标选取模块，系统默认先选取髋骨 CT 界标，再依次选取规划界标、配准界标，可根据界标特征位置对应在骨模型上和 CT 三维视图中选取（图 3-2-3）。

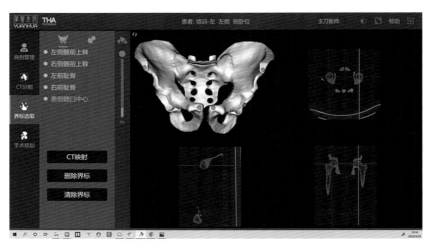

图 3-2-3　骨盆和髋关节规划界标选取

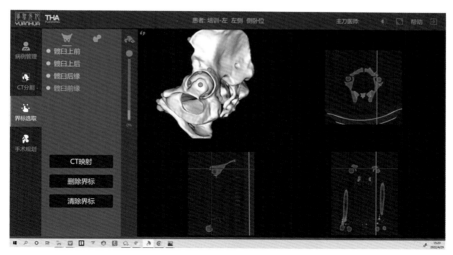

图 3-2-3 （续）

（2）选取股骨界标：点击股骨图标，依次选取患侧界标、对侧界标、配准界标，可根据界标特征位置对应在骨模型和 CT 三维视图中选取（图 3-2-4）。

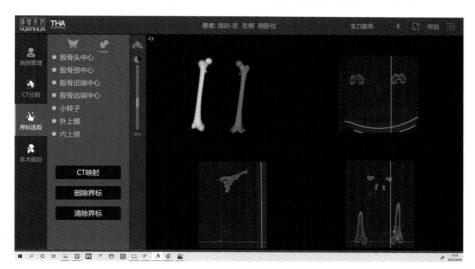

图 3-2-4 股骨配准界标选取

4. 手术规划

（1）在工具栏点击"手术规划"按钮，进入手术规划界面，在 CT 三维视图及骨模型视图中进行规划调整。主视图左下角中有数据显示，包含规划后的腿长、偏心距与术前术侧和对侧之间的差值，术前患侧股骨前倾角，术前患侧髋臼外展角、前倾角（图 3-2-5、图 3-2-6）。

（2）CT 扫描时，因髋骨与双侧股骨位置关系无法固定，选取界标后，自动将双侧股骨位置矫正至髋骨方向。矫正原理为模拟髋关节运动，将股骨绕股骨头中心旋转至股骨解剖轴与矢状面平行。规划时白框内可查看手术效果参数，分为解剖参数和规划参数，解剖参数为术前生理 / 解剖学的参数，规划参数为预计术后达到的理论效果参数。

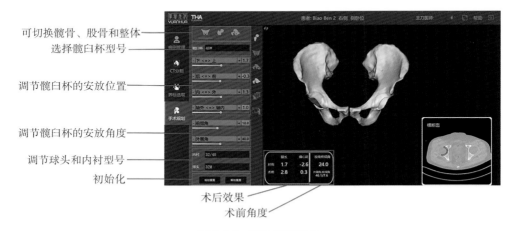

图 3-2-5　髋臼规划界面

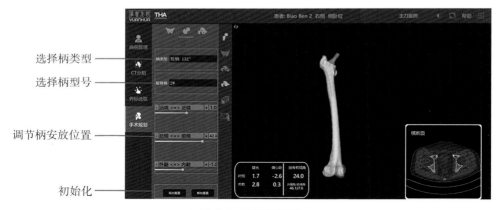

图 3-2-6　股骨规划界面

（3）合适的髋臼杯型号：在 CT 横断面髋臼中心处，假体外轮廓应在软骨下骨内部，但不侵及内壁皮质骨，此时查看前柱及后柱情况。为保证假体安放牢固，理想情况下假体均匀嵌入前柱及后柱，并保留足够的骨量。型号偏小时，前后柱有一侧与假体存在间隙；型号偏大时，前后柱一侧或两侧骨量不足。在规划时，骨赘、软骨骨化等通常不纳入骨性结构。

（4）髋臼杯位置调节：由于关节发育、病变情况及手术入路的不同，所选择的假体型号和安放位置有明显差异，需依靠医生的临床经验判断。一般情况下，在

CT 冠状面查看上下位置和外展角，在 CT 横断面查看内外位置和前倾角，在 CT 矢状面查看前后位置。理想情况下，假体外轮廓均在软骨下骨内部，同时保留足够的骨量。

（5）模型效果检查：调节各项参数后，在三维模型下查看髋臼杯覆盖效果及整体磨骨量。将三维模型旋转至冠状面，查看髋臼杯假体内缘和下缘与泪滴的关系。

（6）合适的股骨柄假体型号：根据股骨颈发育不同，调整截骨线高度，保留足够的股骨距。理想情况下，股骨颈表面距小转子上缘 5 ~ 15 mm 处。此时检查假体外轮廓与股骨髓腔内皮质情况。两者存在间隙，提示假体型号较小；外轮廓侵入内皮质较多，提示假体型号过大。

（7）股骨柄位置调节：因髓腔发育、病变等情况，需要调整假体内外位置、前后倾和内外翻，使假体外轮廓与髓腔内皮质良好贴合。可在 CT 横断面检查贴合效果。

（8）查看与对侧的腿长及偏心距差值：可通过股骨柄颈干角、偏心距、球头大小等调节。理想情况下，假体贴合，与对侧相比腿长及偏心距差异均为 0。如对侧也存在病变等情况，则不能以对侧为目标侧，可查看与术前对比参数进行判断。

（二）手术室准备

1. 左侧工具栏选择"术前准备"按钮，进入术前准备界面（图 3-2-7）。

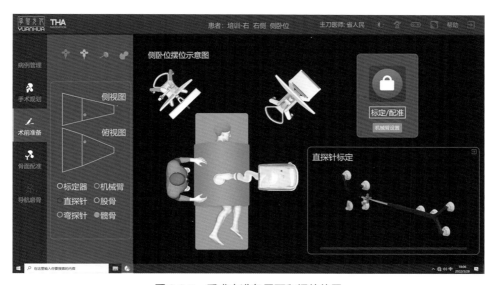

图 3-2-7　手术室准备界面和摆放位置

2. 界面可见导航仪视图和机械臂视图。导航仪视图显示标定器、机械臂、直探针、弯探针、股骨和髋骨共 6 个示踪器在导航仪视野中的对应位置和跟踪状态，并用颜色区分开。机械臂视图显示机械臂当前控制模式。

3.术前准备阶段包括机器摆位、患者准备、手术工具空间标定、安装髋骨示踪器、安装股骨检查钉、股骨标定等操作。

4.可参考界面侧卧位摆位示意图进行摆位。

（1）机械臂放在术区对侧。

（2）主控台车无固定位置，不影响手术即可，一般与机械臂同侧。

（3）导航仪置于患者头侧，调整显示屏及摄像头位置，导航仪摄像头视野应覆盖手术区域，且中间没有物体遮挡，此时导航仪侧视图和俯视图中的各个目标跟踪点应该在中间位置；术中各模块可根据操作调整摄像头，确保当前目标示踪器的对应点在导航仪侧视图和俯视图中均处于中间位置。

5.消毒皮肤前在患者术侧股骨远端髓腔开口处贴一个电极片，患者行标准对侧卧位。

（三）手术工具空间标定

1.探针标定（图3-2-8）

先后将直探针和弯探针针尖对准标定器的标定锥孔，保持探针稳定，然后点击"探针"图标（第一个蓝色图标为直探针，第二个绿色图标为弯探针），"探针"图标右下角变为绿色，则标定完成。

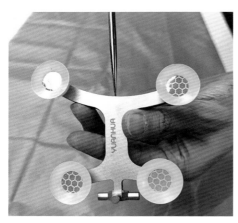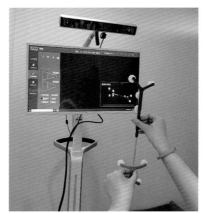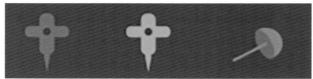

图3-2-8　探针和磨锉杆标定

2. 磨锉杆标定（图3-2-8）

将标定器的十字夹头安装到髋臼锉杆末端卡槽内，并将磨锉杆安装至机械臂末端导向器，使标定器及机械臂示踪器的导航盘处于同一平面并朝向导航仪摄像头，保持磨锉杆稳定，点击"磨锉杆"图标，"磨锉杆"图标右下角变为绿色，则标定完成。

（四）示踪器和检查钉安装

1. 安装髋骨示踪器

髋骨示踪器的作用是跟踪术中髋骨实时运动姿态，将骨钉置于术侧髂结节处，沿着髂骨翼方向垂直骨面钉入，配合骨钉导向器将髋骨示踪器安装牢固。

2. 安装股骨检查钉

由医生进行后外侧入路切口显露，暴露髋关节，在股骨大转子顶部垂直骨面置入股骨检查钉，置入过程及置入后不可人为旋转，否则容易松动。

3. 股骨标定

（1）股骨标定用于测量下肢长度。调整术侧大腿位姿，使大腿与身体长轴平行，点击 图标，进入股骨标定界面。获取股骨近端和远端的过程中，大腿不能改变位姿。

（2）将探针针尖放在大转子处的检查钉锥孔内，保持稳定，点击"股骨近端"后点击"获取"或单踩脚踏，"股骨近端"前方圆圈变绿色为获取成功；将探针针尖放在股骨远端电极片中点，保持稳定，点击"股骨远端"后点击"获取"或单踩脚踏，"股骨远端"前方圆圈变绿色为获取成功。

4. 安装髋骨检查钉

在髋臼外缘上前方骨面置入髋骨检查钉，置入过程及置入后不可人为旋转，否则容易松动。髋骨检查钉是用于检查髋骨示踪器在手术过程中是否松动的装置，因此不能出现松动。

5. 股骨颈截骨

（1）左侧工具栏选择"导航磨骨"按钮，点击 图标，进入股骨颈导航截骨界面。

（2）髋关节脱位后，显露股骨颈及小转子。根据界面视图引导，将探针针尖放在小转子上缘处截骨示意点（黄点），获取测量起点；沿骨面移动探针实时查看"真实距离"，直到其和术前规划的数值一致，用电刀标记截骨面；根据标记的截骨高度进行股骨颈截骨（图3-2-9）。左上角显示规划距离和实际测量距离。

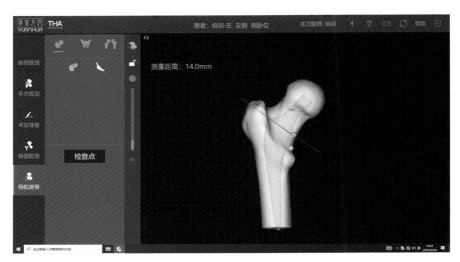

图 3-2-9　导航股骨颈截骨界面

（五）骨面配准

1. 髋骨点配准

（1）左侧工具栏选择"骨面配准"按钮，进入骨面配准界面。点击选择图标，进入髋骨点配准阶段。共需获取"髋臼上前""髋臼上后""髋臼后缘""髋臼前缘"四个界标点（图 3-2-10）。

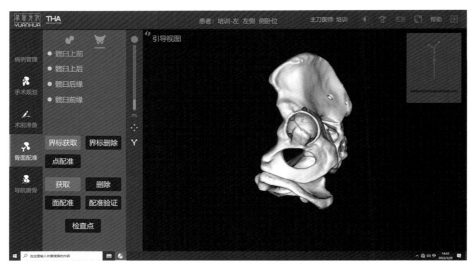

图 3-2-10　髋骨点配准

（2）使用探针按照界面引导视图提示，将探针针尖放在当前引导点（紫色球）所对应的骨面位置上，保持稳定，单踩脚踏或点击"界标获取"按钮获取当前界标，成功获取后自动进入下一个界标的获取。

（3）重复以上步骤，完成其他界标的获取，当4个界标点都获取完成后将自动进行髋骨点配准计算。

2. 骨钉孔点获取

（1）髋骨点配准完成后，自动进入骨钉孔点获取阶段。共需获取2个骨钉孔点（图3-2-11）。

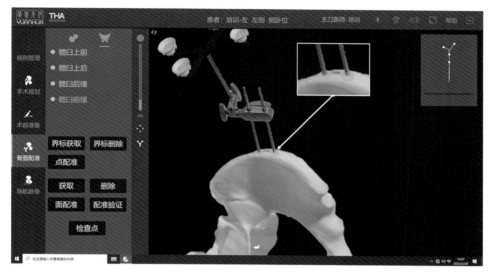

图 3-2-11　骨钉孔点获取

（2）使用探针按照界面引导视图提示，将探针针尖放在一骨钉置入处骨面（引导视图中绿色区域），保持稳定，单踩脚踏或在界面左侧模块区点击"获取"按钮，语音提示"1"为第一个点获取完成；将探针针尖放在另一骨钉置入处骨面，重复以上步骤，语音提示"2"为获取完成。

3. 髋骨面配准

（1）骨钉孔点获取完成后，自动进入髋骨面配准阶段。共需获取30个配准点，其中髋臼内15个点，髋臼外15个点（图3-2-12）。

（2）使用探针按照界面左侧引导视图提示，将探针针尖放在当前引导点（紫色小球）所对应的骨面位置上，保持稳定后，单踩脚踏或点击"获取"按钮，采集对应的配准点。此时有语音播报提示当前配准点的数目，同时界面右侧术中视图同步显示获取的配准点（绿色小球）。

（3）获取完成后，系统进行髋骨面配准计算，如配准误差过大，相应的绿色小球会变成黄色小球或红色小球，需选择清除红点或黄点，重新配准清除点的数目。

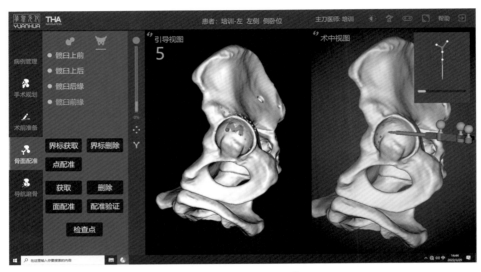

图 3-2-12　髋骨面配准

（4）如需删除当前髋骨面配准点，可点击"删除"按钮，对已获取的所有髋骨面配准点进行清除，重复上述步骤重新获取 30 个点。如需对部分区域进行重新配准，鼠标右击模块空白区域选择清除相应配准区域，即可对部分区域进行重新配准。

4. 验证配准

（1）探针依次验证引导视图中 5 个配准验证点（蓝色球）（图 3-2-13）。

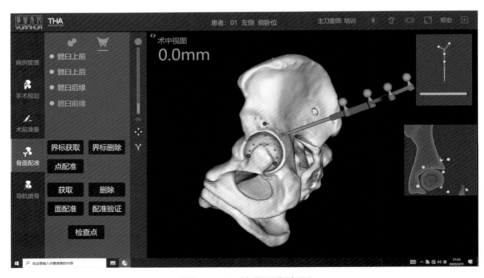

图 3-2-13　髋骨配准验证

（2）将探针针尖放在当前蓝色球所在的骨面位置，蓝色球将变成紫色球，界面右侧将会显示探针针尖与患者实际股骨表面的位置映射在CT视图中的对应位置。

（3）点击"配准验证"或单踩脚踏，界面将显示验证结果。如果紫色球变成绿色球，说明结果在误差允许范围内，在该点的配准结果足够精确；如果紫色球变成红色球，说明该点的配准精度不够。

（4）重复以上步骤完成所有验证点的配准。

5. 髋骨检查点验证

将探针针尖放在髋骨检查钉锥孔内，保持探针针尖稳定，点击"检查点"或单击脚踏，完成髋骨检查点捕获。抬起探针再次放在髋骨检查钉锥孔内，保持探针针尖稳定并点击"检查点"或单击脚踏，界面"检查点"下方将显示验证结果，显示"通过"为验证通过，显示"失败"为验证不通过。

（六）导航磨骨和臼杯植入

1. 导航磨骨

（1）点击菜单栏"导航磨骨"按钮，选择 ⎚ 模块下的 ⎚ ，进入髋臼侧导航磨骨界面。视图显示髋骨骨模型，髋臼内蓝色区域为待磨区域，视图左下方显示参数框，显示规划的前倾角、外展角，且实时显示当前磨锉的前倾角、外展角数值及轴向深度（图 3-2-14）。

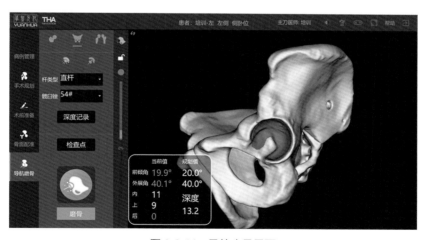

图 3-2-14 导航磨骨界面

（2）在"杆类型"的下拉列表里选择磨锉杆类型，若安装直锉杆则选择"直杆"，若安装弯锉杆则选择"弯杆"。在"髋臼锉"的下拉列表里选择髋臼锉型号，所选型号必须与实际安装的髋臼锉型号一致。

（3）在"拖动模式"下拖动机械臂，将髋臼锉放入髋臼内持续踩住脚踏左键，机械臂进入"对齐模式"，可听见"正在对齐，脚踩左键"语音提示，机械臂将自动对齐磨骨轴线，参数框内磨锉杆的前倾角、外展角数值及待磨深度随磨锉杆的运动而不断变化，听到"对齐成功，松脚踏"语音提示时松开脚踏，机械臂自动切换至"磨骨模式"，此时参数框内磨锉杆的前倾角、外展角数值与规划值近似一致。

（4）接上电动工具电源线并安装骨动力。一手握磨锉杆固定方向，另一手按下骨动力开关键进行磨骨操作，在安全边界（基于术前规划形成的三维数字边界）内可以自由磨骨，超出安全边界会自动断电，待髋臼内蓝色区域完全消失或待磨深度为 0 时停止磨骨。

2. 导航置杯

（1）在"导航磨骨"栏下，选择 模块下的 ，进入髋臼侧导航置杯界面。视图显示髋骨模型，视图左下方显示参数框，显示规划的前倾角、外展角，且实时显示当前髋臼杯的前倾角、外展角数值及轴向深度（图 3-2-15）。

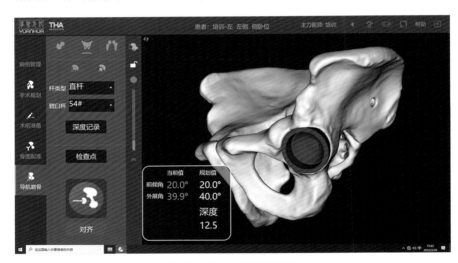

图 3-2-15　导航置杯界面

（2）在"杆类型"的下拉列表里选择置杯杆类型，若安装直置杯杆则选择"直杆"，若安装弯置杯杆则选择"弯杆"。在"髋臼杯"的下拉列表里选择髋臼杯型号，所选型号必须与实际安装的髋臼杯型号一致。

（3）对髋臼检查点进行验证。将探针针尖放在髋骨检查钉锥孔内，保持针尖稳定，点击"检查点"或单击脚踏，界面将显示检查点的验证结果，显示"通过"为验证通过，显示"失败"为验证不通过。验证通过后可进行置杯操作。

（4）在"拖动模式"下持续踩住脚踏左键，机械臂进入"对齐模式"，可听见"正在对齐，脚踩左键"语音提示，机械臂将自动对齐置杯轴线，参数框内置杯杆的前倾角、外展角数值及轴向深度随置杯杆的运动而不断变化，听到"对齐成功，松脚踏"

语音提示时松开脚踏，机械臂自动切换至"置杯模式"，此时参数框内置杯杆的前倾角、外展角数值与规划值近似一致。

（5）安装打击头，手握置杯杆固定方向，沿杆方向用锤子用力敲击打击头，待深度为0时停止置杯。

（6）置杯完成后，将机械臂切换成"拖动模式"，拖动机械臂使末端导向器处于水平位置，将机械臂切换成"锁定模式"。

（七）术后评估

1. 髋臼杯定向

（1）在"导航磨骨"栏下，选择 ![icon]，进入术后评估模块。

（2）导航获取在髋臼假体杯口平面相同高度的5个定向点，根据这5个点生成髋臼杯平面，取该平面的法向量作为髋臼杯假体中轴线参与角度计算。其中术前为规划的手术目标值，术后为置杯完成效果（图3-2-16）。

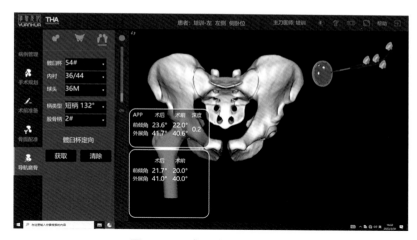

图3-2-16　术后髋臼杯角度评估

2. 下肢长度与偏心距评估

（1）术中在关节囊打开前，导航获取"股骨近端"和"股骨远端"检查点，获取时使大腿与身体长轴平行。髋关节复位后，在导航下股骨保持同一平伸姿态再次获取"股骨近端"和"股骨远端"检查点（图3-2-17）。

（2）计算得出前后两次检查点的偏移量，根据偏移量在运算模型中重建股骨。手术操作及假体安放导致的各偏移量均重建至股骨解剖轴上，腿长为计算术侧小转子顶点到髂前上棘线的距离与对侧/同侧的差值，偏心距为计算术侧解剖轴到正中矢状面的距离与对侧/同侧的差值。

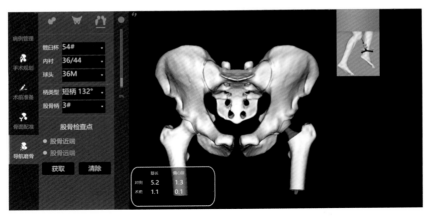

图 3-2-17　下肢长度与偏心距评估

三、总结

1. 目前，关于元化锟铻全骨科手术机器人辅助全髋关节置换术的报道较少。笔者所在团队牵头完成了元化锟铻全骨科手术机器人辅助全髋关节置换术的多中心临床试验，初步评价结果如下：与传统手工组相比，元化锟铻全骨科手术机器人辅助全髋关节置换术可明显提高髋关节假体植入准确度，恢复双下肢长度和偏距，虽然手术时间延长，但术中出血量并未增加，早期随访患者临床功能评分良好，不良事件发生率无差别。

2. 元化锟铻全骨科手术机器人仍然在不断完善和革新，就目前临床证据看，早期随访患者临床疗效良好，远期仍需进一步观察。

付　君　倪　明　郝立波　编，柴　伟　张　卓　审校

第三节　ROPA 机器人辅助人工全髋关节置换术

一、简介

● ROPAplasty 人工智能髋关节置换手术机器人系统是长木谷公司研发的一种基于影像的半主动式机器人系统。

● 截至目前，中国 CFDA 批准其可用于人工全髋关节置换手术（图 3-3-1）。

● ROPA 手术机器人系统可匹配使用强生公司髋关节假体。

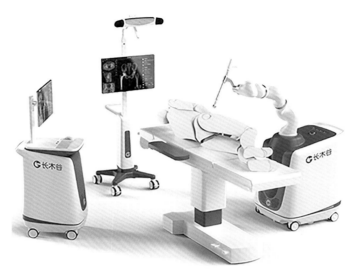

图 3-3-1　用于人工全髋关节置换术的 ROPA 手术机器人系统

二、操作技术

（一）术前准备

术前准备包括拍摄患者骨盆 CT+ 双膝关节 CT，并以 DICOM 格式发送给工程师，CT 扫描的具体参数如下。

1. 扫描范围：扫描整个骨盆（含双侧前上棘）至完整膝关节。

2. 间距：1.0 mm 左右切片，无间隙 / 无重叠。

3. 横向切片：1 ∶ 1 节距，使用螺旋（螺线）扫描。

4. 图像分辨率：512 像素 × 512 像素。

（二）手术室推荐设定

以后外侧入路为例，其推荐手术摆位如图 3-3-2 所示。

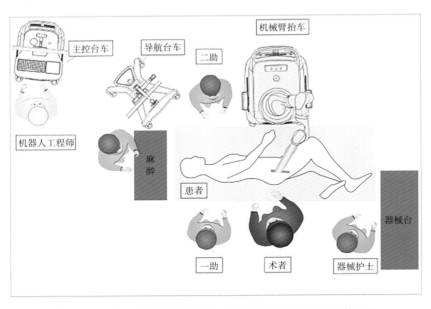

图 3-3-2　ROPA 手术机器人辅助人工全髋关节置换手术术中摆位

（三）手术技术

1. 骨盆参考架

手术前需要在髂前上棘后部的髂嵴部位钉入 3 枚螺纹针用于固定骨盆参考架。后外侧入路采用侧卧位，参考架置于手术切口同侧的髂嵴（图 3-3-3）。

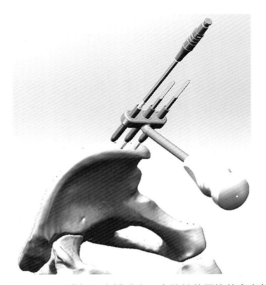

图 3-3-3　ROPA 手术机器人辅助人工全髋关节置换的参考架位置

2. 骨盆标记钉

用持钉器在髋臼上方位置植入骨盆标记钉，用于验证髋臼位置。在股骨侧大转子外侧植入标记钉，在股骨侧贴上髌骨贴用于测量腿长差等数据（图 3-3-4）。

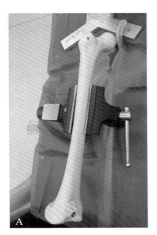
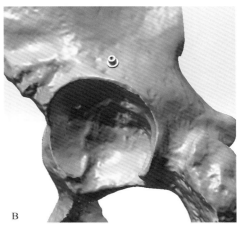

图 3-3-4　ROPA 手术机器人辅助人工全髋关节置换手术的定位点设置

3. 髋臼模型配准

验证髋臼标记点后，即可进行髋臼模型的配准（图 3-3-5）。

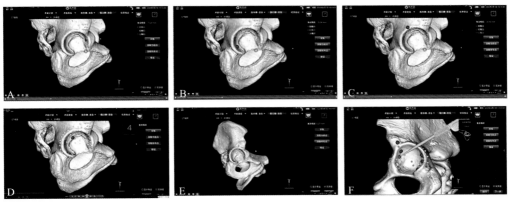

图 3-3-5　模型配准

注：A、B、C 分别于前髋臼、后髋臼、上髋臼 3 个点位进行粗配准；D、E 32 个精细点位配准；F 对配准结果进行验证

4. 髋臼磨锉

（1）选择磨锉类型及髋臼锉尺寸，即可进行髋臼磨锉。在此阶段，机械臂有多种模式选择，其操作顺序如下。①自由臂（手动拖拽机械臂至髋臼窝）；②定向臂（计划型号髋臼锉磨挫）；③锥度臂（小号髋臼锉磨挫）；④零点运动、自动对准、（自动对准前倾、外展角）；⑤锁定（锁定机械臂）。

（2）髋臼磨锉时，绿色为可磨锉骨质，白色提示已达预定深度，红色提示已经超出预定深度 1 mm 以上（图 3-3-6）。

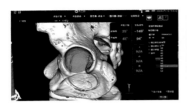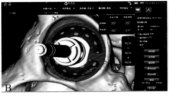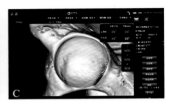

图 3-3-6　髋臼磨锉

注：A 选择髋臼锉型号；B 磨锉髋臼；C 白色部分提示已达预定深度

5. 髋臼假体安装和验证

（1）磨锉髋臼后，可将装有髋臼杯的压配杆固定于机械臂末端，并将髋臼杯置于髋臼区域，利用机械臂将髋臼杯植入（图 3-3-7），其操作顺序如下。①自由臂（手动拖拽调节机械臂位置）；②定向臂（沿轴线方向移动）；③自动对准（点自动对准，机械臂辅助自动对准前倾角和外展角）；④结束压配（点结束压配，髋臼杯留在髋臼内）；⑤锁定（机械臂处于锁定状态）。

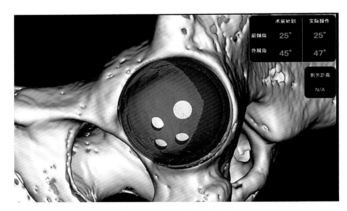

图 3-3-7　植入髋臼杯

（2）植入髋臼杯假体后，可使用探针在与髋臼杯同一平面的周缘获取 5 个点验证髋臼杯实际植入的外展角和前倾角（图 3-3-8）。

6. 股骨假体植入和下肢长度验证

（1）采用传统方法完成股骨侧操作和髋关节复位。

（2）植入股骨柄后，还可利用图 3-3-4B 中确定的两个定位点进行腿长验证。

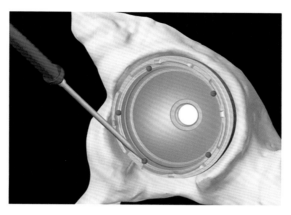

图 3-3-8 验证髋臼杯植入角度

三、总结

在人工全髋关节置换术中，相较于 MAKO 手术机器人，ROPA 手术机器人系统可匹配强生公司的陶瓷对陶瓷髋关节假体。这对于年轻的手术患者讲，无疑是一个巨大优势。此外，ROPA 手术机器人也是国产机器人中，少数可匹配进口关节假体的机器人之一。

作为刚刚拿到注册证不久的手术机器人，截至成稿时其还没有公开数据用以评价 ROPA 机器人的临床疗效。从笔者参与的临床试验病例看，其短期临床效果令人满意，但具体的临床评价还需等待多中心临床试验数据的公布。

李 睿 柴 伟 编，张 卓 李海峰 审校

第四节　VTS 导航辅助人工全髋关节置换术

一、简介

● 2020 年 11 月，爱康公司 Visual Treatment Solution 可视化智能辅助系统（简称"VTS"）通过型式检验。

● 2021 年 3 月，VTS 可视化智能辅助系统正式开展上市前多中心临床试验。

49

● 2022 年 12 月，作为首款国产关节置换可视化智能辅助系统，VTS 系统获 NMPA 批准上市（图 3-4-1）。

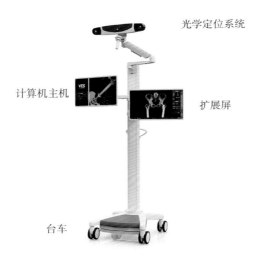

图 3-4-1　可视化智能辅助系统（简称"VTS"）

● 2023 年 8 月，VTS 可视化智能辅助系统完成上市后首例髋关节翻修手术。

● 2023 年 9 月，系统完成首例 VTS 系统复杂功能模块（补块追踪 + 植钉打孔）辅助高脱位 DDH 手术。

VTS 手术步骤（图 3-4-2）：术前 CT- 术前规划 – 工具准备 – 术前下肢测量 – 骨盆验证 – 髋臼初始配准 – 髋臼精细配准 – 髋臼配准验证 – 髋臼磨挫 – 臼杯植入 – 植入验证 – 术后下肢测量 – 完成手术。

VTS 系统是开放型平台，理论上可以植入不同厂家假体，但需提前获取假体的尺寸信息。

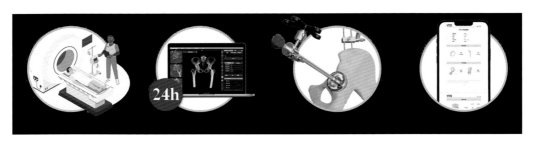

图 3-4-2　VTS 辅助全髋关节置换手术步骤

二、操作技术

（一）术前准备

1. 术前 CT 要求（图 3-4-3）

（1）范围：全骨盆平扫，股骨长度不小于 180 mm（最低要求）。

（2）层厚：1.25 mm 或以下。

（3）格式：DICOM。

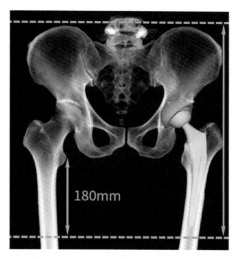

180mm

图 3-4-3 VTS 系统的 CT 扫描范围

2. 术前规划（图 3-4-4）

（1）选择假体厂家和类型。

（2）三维视图下安放髋臼杯和股骨柄假体。

（3）规划页面可以看到以下参数，即外展角、前倾角、臼杯覆盖率、腿长 + 偏心距（术前术后对比及与对侧的对比）。

（4）确定最终手术计划。

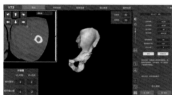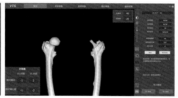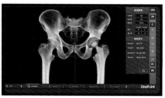

图 3-4-4 术前规划

3. 工具准备

（1）进行无菌手术准备之前，使用一次性心电电极片粘贴于患肢髌骨表面（图3-4-5）。为了提高稳定性，建议用无菌膜敷料。重要的是，在捕获股骨近端和远端检查点时，确保患肢保持在同一位置。

（2）骨盆阵列安装：在显露前，将骨钉打入比髂前上棘最突出点高 3 ~ 4 cm 的位置，要求最少使用 2 个骨钉进行追踪阵列固定。在安装骨盆阵列后，软件界面上骨盆图标呈高亮显示，表示安装成功。

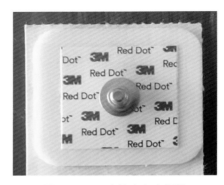

图 3-4-5　一次性心电电极片

（二）手术技术

1. 术前下肢测量

入路和显露必须考虑到光学导航设备以及骨盆阵列位置。捕捉股骨近端和远端定位点用于记录空间坐标，以分析术后腿长以及偏心距（图3-4-6）。注意：股骨近端定位钉的安装位置位于大转子外侧，不应干扰股骨扩髓，且在手术过程中不可移动。

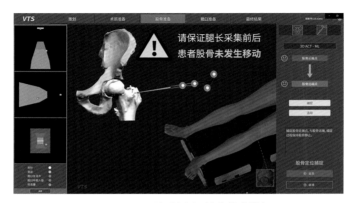

图 3-4-6　股骨近端和远端定位点捕捉

2. 配准与验证

髋臼配准的目的是配准实际骨骼与虚拟骨骼的空间位置，以便于确定髋臼位置、磨挫范围和正确显示结果。

（1）骨盆验证钉捕捉（图3-4-7）：脱位与切除股骨头后，暴露髋臼，打入骨盆验证钉。注意：髋臼上方的骨盆验证钉打入时，需远离关节并成一定角度，以免影响髋臼磨挫。

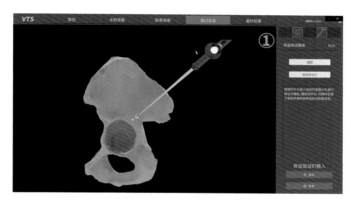

图 3-4-7　骨盆验证钉捕捉

（2）初始配准（图3-4-8）：按照术中方案，分别在髋臼前缘、髋臼后缘和髋臼上缘捕捉 3 个初始配准点的空间坐标，确定骨盆的朝向与粗略位置。捕获过程中，采集的配准点尽量与虚拟模型的提示点处于同一位置。

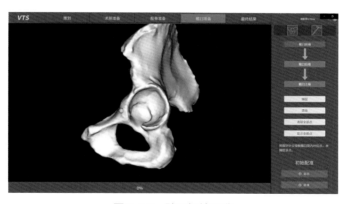

图 3-4-8　髋臼初始配准

（3）精细配准（图3-4-9）：系统将自动提示显示精细配准点，请按导航提示进行配准点的捕捉。实际捕捉的点并不需要与系统提示完全一致，只要确保这些点的间距适当且数量满足要求即可。注意：配准过程非常重要，外科医生应尽可能多地分布定位点，并确保探针笔尖紧贴骨骼而不是软组织；在采集配准点的过程中，请将探针垂直于骨面，避免压弯探针造成配准精度不满足要求。提示：按配准精度用不同颜色显示全部精细配准点，误差小于 0.5 者以绿色表示，误差 0.5 ～ 0.7 者以黄色表示，误差 0.7 ～ 1.0 者以红色表示；如果捕获的实际配准点误差较大，可以单击清除上一点或者清除全部点，清除记录的配准点空间坐标，重新捕捉。

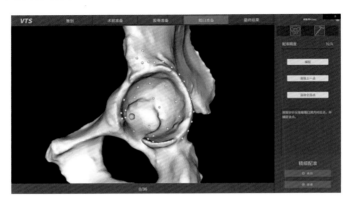

图 3-4-9　髋臼精细配准

（4）配准验证（图 3-4-10）：精细配准完成后，系统提示位置验证配准验证，点击完成配准验证，显示待捕捉点为蓝色，已捕捉点为灰色。为了提高配准精确度，可拖动鼠标放大髋臼模型，拖拽旋转鼠标改变显示位置。

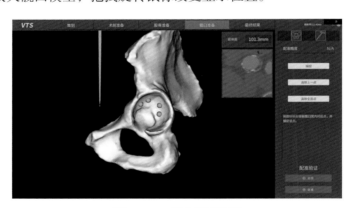

图 3-4-10　髋臼配准验证

3. 髋臼磨锉

（1）配准验证通过后，根据手术计划，选择尺寸合适的髋臼锉进行髋臼磨锉（图 3-4-11）。

（2）磨锉过程中，根据系统指示的外展角和前倾角，依靠医生手持磨锉杆控制旋转中心与磨锉深度。

（3）磨锉的角度和深度系统实时显示，以免偏心和磨锉过深（绿色：待磨锉；

白色：磨锉完成；红色：磨锉过深，大于 1 mm）（图 3-4-12）。

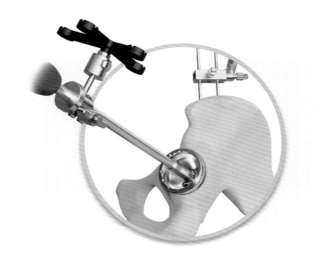

图 3-4-11　髋臼磨挫示意图

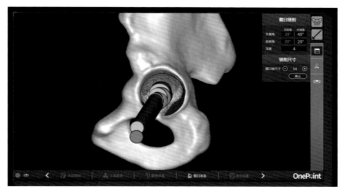

图 3-4-12　髋臼磨挫角度和深度实时显示

4. 臼杯植入和验证

（1）磨挫完成后，植入相应髋臼杯，植入角度和深度在系统中实时显示（图 3-4-13）。

（2）髋臼杯植入完成后，使用探针依次捕获髋臼杯上的 3 个特征点，系统显示髋臼杯最终植入角度（图 3-4-14）。

5. 术后下肢测量（图 3-4-15）

按照流程，安装完各假体组件后，通过捕获股骨近端和远端的定位点捕获植入后最终的下肢长度和偏心距。

6. 完成手术

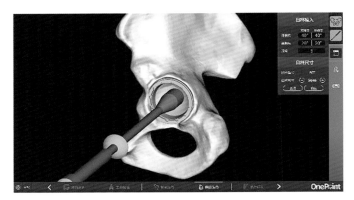

图 3-4-13　髋臼杯植入

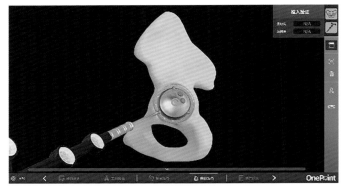

图 3-4-14　髋臼杯角度验证

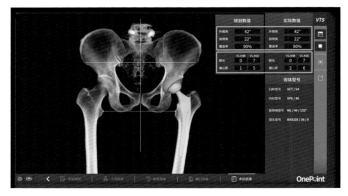

图 3-4-15　髋臼角度、覆盖率、下肢长度及偏心距最终结果

三、总结

VTS 导航系统与其他关节置换机器人系统的最大区别在于 VTS 系统的髋臼杯连接杆是手持式的，没有机械臂辅助。因此，VTS 具有占地空间小、操作方便的突出特点，但由于缺乏机械臂把持，术者需按照导航页面指引，手动控制旋转中心和磨挫深度。

由于其临床使用时间尚短，暂无相关文献发表，缺乏高质量证据支持，但便捷式设计和精准手术理念使其具有较大前景。

孔祥朋　柴　伟　编，李海峰　审校

附　典型病例

1. 女性，57 岁。

2. 诊断：类风湿性关节炎，髋臼内陷。

3. 主诉：双髋关节疼痛 20 年，2 年不能行走。

4. Harris 评分 12 分。

5. 术中情况见图 3-4-18、3-4-19。

6. 术前、术中、术后 X 线片（图 3-4-16、3-4-17、3-4-20）。

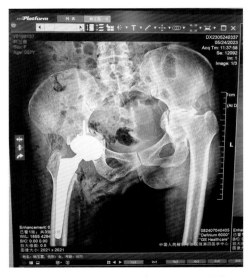

图 3-4-16　术前 X 线片（重度髋臼内旋）

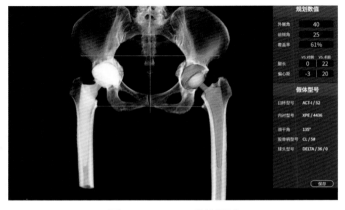

图 3-4-17　VTS 术前规划

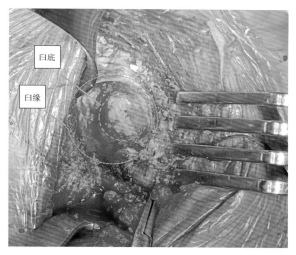

图 3-4-18　术中见臼底严重内陷，呈硬化薄壳

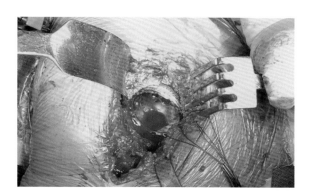

图 3-4-19　术中见臼底植骨后，臼杯覆盖良好，初始稳定性满意

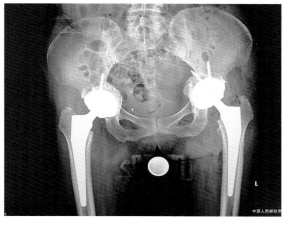

图 3-4-20　术后 X 线片（与术前规划完全一致）

第五节　键嘉机器人辅助人工髋膝关节置换术

一、简介

●键嘉机器人于 2018 年开始研发，旨在为髋膝关节置换手术提供精准方案。

● 2021 年 6 月，第一例键嘉机器人 Arthrobot 辅助全膝关节置换术在西安完成。

● 2022 年 8 月，键嘉机器人 Arthrobot 在中国大陆正式上市。

●键嘉机器人系统由机械臂系统、光学定位系统、导航控制系统、术前规划软件等组成（图 3-5-1、图 3-5-2）。

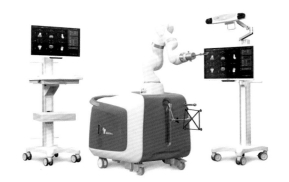
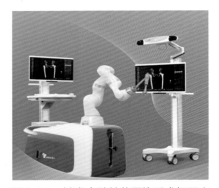

图 3-5-1　键嘉全膝关节置换手术机器人　　图 3-5-2　键嘉全髋关节置换手术机器人

二、操作技术

（一）键嘉机器人辅助全膝关节置换手术

1. 术前规划

全下肢 CT 扫描，并将 CT 数据导入机器人规划软件系统。建立全下肢三维模型，计算截骨角度和截骨量（图 3-5-3、图 3-5-4）。

2. 手术技术

（1）采用膝前正中入路。

（2）于膝关节线上方约 5 cm 处将 2 枚直径为 3.0 mm 的固定针垂直钉入股骨。接上导向板，并连接一个股骨侧反射球，调整接收器位置以便稳定接收反射信号。

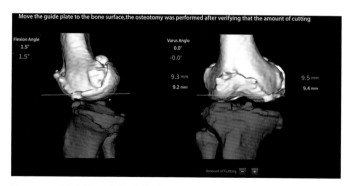

图 3-5-3 键嘉机器人辅助全膝关节置换手术术前规划的股骨侧截骨

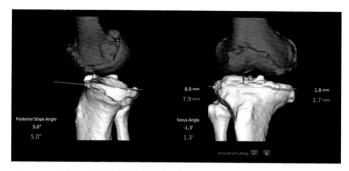

图 3-5-4 键嘉机器人辅助全膝关节置换手术术前规划的胫骨侧截骨

（3）使用带反射球的定位针完成空间定位配准，实现真实骨骼与三维模型的配准，并验证配准的准确性。

（4）定位机械臂，将连接到机械臂的截骨导板与预定义的截骨线对齐。

（5）在验证截骨体积与术前规划中计算的截骨体积匹配后，插入截骨导板完成股骨远端截骨。

（6）使用导航系统引导调整机械臂的位置。在预先确定的截骨部位使用机械臂上的截骨导板，完成股骨其他平面的截骨。

（7）于胫骨关节线下方约 5 cm 处，垂直胫骨内侧面钉入 2 个直径为 3.0 mm 的固定针。

（8）对胫骨进行空间定位注册和验证，确认机械臂定位正确。

（9）于机械臂末端插入截骨导板。在验证截骨体积与术前规划中计算的截骨体积匹配后，进行胫骨平台截骨术。

（10）在膝关节伸直和屈曲位进行软组织平衡，分别达到 ±2 mm 内的内侧和外侧间隙。

（11）最后，采用机器人系统对下肢力线进行定量评价和验证，并与模型进行比较。

（二）键嘉机器人辅助全髋关节置换手术

1. 术前规划

患者术前行髋关节 CT 平扫（层厚 0.625 mm，扫描范围为髂前上嵴上方 5 cm 至膝关节关节线上方 5 cm），将 CT 数据导入键嘉机器人术前规划系统，获得髋臼杯安置位置个性化设计方案（图 3-5-5）。

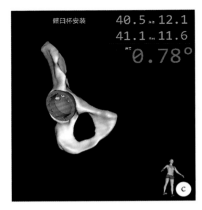

图 3-5-5　键嘉机器人辅助全髋关节置换手术术前规划的髋臼杯摆放位置与角度

2. 手术技术

（1）患者全身麻醉，侧卧位，行后外侧入路。

（2）于髂前上棘后方 5 cm 处经皮安装骨盆反射矩阵。

（3）暴露并脱位髋关节，常规截骨，完成股骨扩髓准备。

（4）暴露髋臼至髋臼缘外 1 cm 处，手持反射矩阵与髋臼采点，行髋臼注册并进行验证，确保注册误差 < 0.5 mm。

（5）注册完成后推入机械臂定线，在限深模式下行髋臼磨锉，至术前规划深度。

（6）移除髋臼锉，在机械臂辅助下安装髋臼杯，并保存操作台显示的外展角和前倾角。

（7）常规安装股骨侧假体。复位并测试髋关节稳定无误后安装假体，闭合切口。

三、总结

键嘉膝关节机器人在术中可对膝关节活动度、下肢对线与关节间隙进行实时评估，依照术中实际情况实时调整规划方案，并按规划精准完成股骨与胫骨侧的截骨，误差控制在 1 mm 与 1° 范围以内，实现膝关节个性化、精准化手术。键嘉髋关节机器人不仅可以在髋臼侧进行精准定位、打磨和假体安装，也实现了股骨侧精准定位和切割，保证其与术前规划方案的误差在 1 mm 以内，安装的角度偏差小于 1°。该款机器人具有开放兼容、精准等优势具体如下。①开放兼容：髋、膝兼容多应用场景，开放型平台，匹配多厂家多品牌的植入物。②精准：全维度的术前三维规划与机器人辅助下的术中执行赋能医生精准完成手术，并获得优异的临床结果。

Duan 等回顾性研究键嘉机器人辅助全膝关节置换手术的短期效果，选择一组 90 例患者行机器人辅助手术，另一组 90 例行常规手工手术，结果发现，键嘉机器人的学习曲线为 20 例手术，而且机器人组患者术后髋膝踝关节（HKA）角、股骨冠状角（CFCA）、胫骨冠状角（CTCA）、矢状胫骨角（STCA）异常值均低于常规手术组（$P < 0.05$）。作者认为，机器人辅助 TKA 在假体摆放和下肢力线方面优于手工手术。

Tian 等进行一项前瞻性、多中心、随机对照试验探讨新型机器人辅助全膝关节置换术（TKA）系统的短期疗效，比较并分析机器人辅助 TKA 与常规 TKA 之间的临床和影像学疗效。144 例患者随机分为两组，其中 72 例采用机器人辅助系统进行 TKA，另外 72 例采用常规 TKA。术前两组患者的各项指标差异无统计学意义。术后机器人组的机械轴大于 3° 异常者为 3.2%，常规组为 41.0%，差异有统计学意义（$P < 0.001$）。作者认为，键嘉机器人辅助 TKA 手术技术安全有效。

总之，键嘉机器人自问世来，已经在中国大陆完成数百例机器人髋膝关节置换手术，均取得了良好效果。键嘉机器人仍在不断地拓展和完善之中。

李海峰　柴　伟　编，张　卓　审校

第六节　MAKO 机器人辅助人工全髋关节翻修术

一、简介

1. 目的
治疗髋臼缺损，尤其是严重髋臼缺损，确保臼杯初始稳定性是手术关键。

2. 方法

（1）基于三维 CT 的机器人术前规划是评估骨缺损的有力手段。

（2）基于多轴机器臂的机器人执行端是准确植入假体和垫块的有效工具。

二、操作技术

（一）术前规划

按照 MAKO 机器人 CT 拍摄要求进行 CT 扫描，将 CT 数据传输到 MAKO 规划模块，然后使用 MAKO 机器人髋关节系统的 3D 模板软件执行术前规划。根据 Widmer 的联合前倾理论确定了臼杯外展 40° 和前倾 20°，最终计划是使用一个直径 62 mm 的髋臼假体（美国 Stryker）（图 3-6-1 A、B）。

根据术前 CT 图像生成患者特定的骨盆 3D 打印模型，并使用 MAKO 机器人髋关节系统的 3D 模板软件根据术前规划模拟髋臼假体植入过程。人工髋臼磨锉是为了将最佳大小的髋臼假体放置在最佳位置（图 3-6-1 C ~ E）。髋臼假体植入固定后，对骨缺损处进行充填成形，并根据成形结果定制假体。

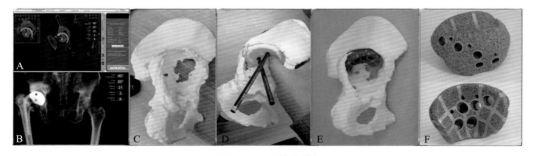

图 3-6-1　术前规划

注：A 和 B 通过 MAKO 机器人工作站进行术前规划。髋臼杯的角度设置为前倾 20° 和外展 40°；C 基于 CT 的 3D 打印骨盆模型，显示髋臼骨缺损类型为 Paprosky ⅢB（向上和向内）；D 和 E 根据术前计划、缺损区的形状和垫块的填充，模拟髋臼假体手术；F 根据模拟髋臼假体植入手术的结果，采用 3D 打印技术定制假体

（二）手术技术

术中在髂前上棘植入 3 枚钢钉，固定骨盆参考架，采取后外侧入路并显露。成功取出占位器，彻底清洁髋臼周围和股骨髓腔内的骨水泥和生物膜。用充分显露髋臼，小心谨慎地清理髋臼软组织和骨水泥，以尽可能多地保留剩余的髋臼骨量。

使用机器人系统创建的患者特定的骨盆和股骨近端 3D 骨模型，指导髋关节翻修手术。髋臼注册是通过用探针触摸髋臼和周围骨骼上的 32 个所需点完成。由于髋臼存在严重的骨缺陷，选择注册的检查点尽量保持在骨质良好的区域，避开骨缺损区，以确保髋臼注册的准确性。最后，配准精度为 0.3 mm（图 3-6-2 A、B）。

髋臼注册完成后，再次确定手术方案，并注册髋臼锉。然后在 3D 实时导航下使用 62 mm 髋臼锉以"40/20"角度位置磨锉髋臼（图 3-6-2 C）。在髋臼骨准备完成后，安装髋臼加强垫块和髋臼杯试模，同时对髋臼稳定性进行测试，结果显示髋臼稳定性良好（图 3-6-2 D）。

根据术前 3D 打印的模板植入假体，用 3 颗螺钉固定假体。通过检查假体是否固定好并处于适当的位置确认假体的稳定性。在 MAKO 机器人的协助下，在"40/20"位置植入髋臼杯，并用 3 颗螺钉固定（图 3-6-2 E），将水泥涂抹在增强体和髋臼杯之间的接触区域。术中机器人测量显示外展为 38°，前倾为 19°（图 3-6-2 F）。

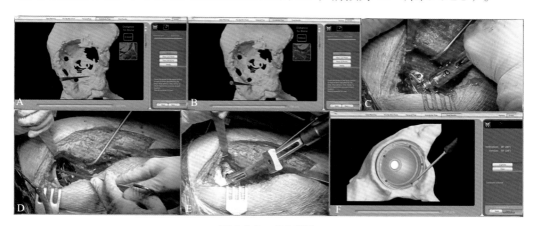

图 3-6-2　术中操作

注：A 和 B 图片显示了术中髋臼登记过程，避开髋臼骨缺损部位，在正常髋臼骨上进行注册；C 在三维实时导航下，机器人辅助髋臼磨锉；D 术中检查显示髋臼杯的位置和稳定性良好；E 术中机器人辅助的髋臼组件植入；F 术中测量髋臼角的结果

股骨侧手术：如股骨柄需要同时翻修，按照常规翻修技术处理股骨侧，复位髋关节，通过全范围髋关节活动测试髋关节稳定性。重建外旋肌群，常规闭合切口。

三、总结

使用机器人辅助髋关节翻修的报道较少。1998 年，Bargar 等报道使用 ROBODOC 辅助 THA 翻修手术的患者，共 30 例，其中 23 例使用常规 Orthodoc 软件来规划手术。此规划软件可以显著减少伪影，准确规划新的假体替代旧假体。手术中，手工取出股骨柄，采用机器人移除骨水泥。无骨水泥的病例中，使用机器人移除纤维组织，可以为新的无骨水泥植入创造新的髓腔。另外，7 例患者使用 Orthodoc 软件规划手术，使用机器人去除髓腔内骨水泥，并植入新的骨水泥柄。术中可以借助关节镜进入髓腔检查水泥是否完全清除。结果显示，所有病例均没有发生骨折或骨裂，也不需要额外增加截骨去除骨水泥。作者认为，使用 ROBODOC 机器人辅助 THA 翻修手术是可行的，用机器人去除骨水泥较用手工去除更安全、更快捷。

　　Yamamura 等报道 19 例 THA 翻修病例，均使用 ROBODOC 机器人去除股骨髓腔内骨水泥，机器人的平均铣削时间为 34 min（范围为 17 ~ 51 min）。所有患者在手术中或随访中均未发生股骨穿孔或骨折，也未出现神经麻痹或感染，术后 1 例患者出现脱位；术后影像学显示所有病例的骨水泥均被完全去除。在最后的随访中（76 ~ 150 个月）中，所有患者的股骨柄都稳定。9 例患者在术后 1 周内达到完全负重。因此，机器人去除骨水泥技术是安全有效的，优于股骨大粗隆延长截骨术。

　　Zhou 等最早报道使用 MAKO 机器人辅助 THA 翻修手术，共 71 例患者。作者提出了 3 种髋臼侧注册技术（髋臼外骨表面、衬垫、金属壳或笼状表面）并实现准确的术中登记，通过机器人手臂辅助可以实现良好的髋臼杯重建。术后平均杯外展和前倾分别为 $40.87° \pm 4.39°$ 和 $13.87° \pm 4.24°$，91.2%（68 杯 62 例）在 Lewinnek 安全区，80.9%（68 杯 55 例）在 Callanan 安全区。

　　Zhang 等描述机器人辅助技术在二期 THA 翻修手术中的应用，其中最主要的挑战是严重的髋臼缺损（Paprosky ⅢB 型），因此设计了一个定制的增强块来填充骨缺损。作者认为，机器人辅助技术最大限度地减少了骨丢失，因为准确的术前规划和机器人手臂辅助扩孔只需要一次髋臼扩孔，而常规手术通常需要多次尝试。臼杯计划的目标角度外展角 40° 和前倾角 20°，术中机器人测量显示外层角 38° 和前倾角 19°，和术后测量软件显示外展 42° 和前倾 21°，双下肢长度差异仅相差 2 mm。

孔祥朋　张　帅　柴　伟　编，张国强　李海峰　审校

附　典型病例

1. 刘××，男，67岁。既往体健。

2. 2014年4月，因右股骨头坏死在当地医院接受THA手术，术后6个月开始出现疼痛，未予理会。

3. 2017年2月，出现右髋关节疼痛和肿胀，并伴有脓肿形成，脓肿逐渐破溃，持续渗出脓液，迁延不愈。序贯复查X线片示假体松动、移位、骨质破坏（图3-6-3～图3-6-5）。

4. 2020年9月在我院行右髋关节假体取出、占位器植入术，细菌培养结果为金黄色葡萄球菌＋表皮葡萄球菌，给予利奈唑胺＋美平＋利福平（6周），左氧氟沙星＋利福平（8周），后停药复查炎症指标正常。复查X线见占位器位置满意（图3-6-6）。

5. 2021年2月我院行右髋关节占位器取出术＋机器人辅助右髋关节翻修术。术后X线见图3-6-7。

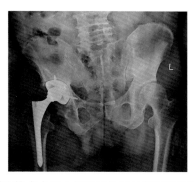

图3-6-3　右侧全髋置换术术后1年骨盆X线片提示髋臼假体周围明显透亮线

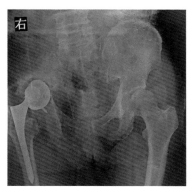

图3-6-4　右侧全髋置换术术后4年骨盆X线片提示髋臼假体松动移位

67

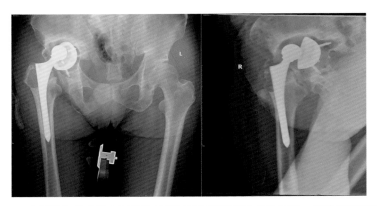

图 3-6-5 右髋置换术术后 6 年骨盆 X 线片提示髋臼假体松动移位，髋臼骨质明显破坏

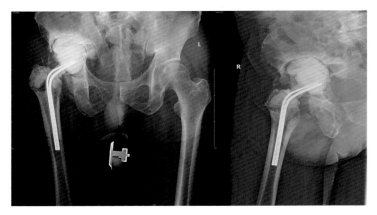

图 3-6-6 右髋清创，占位器术后 X 线片

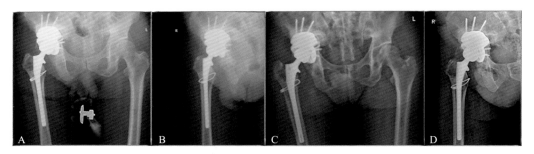

图 3-6-7 机器人辅助翻修术后 3、12 个月 X 线片

第七节　机器人辅助技术在复杂初次全髋关节置换术中的应用

作为外科领域最为成功的手术之一，人工全髋关节置换术在国内逐渐趋于成熟，大部分患者术后可以获得良好的功能和长期的假体生存。但在临床实践中，也有一小部分的髋关节疾病，因为发育、外伤、既往手术等原因，造成人工全髋关节置换术存在一定难度。如Ⅳ型发育性髋关节发育不良患者，股骨头完全脱位并在骨盆高位形成假臼，真正的髋臼常常发育不完全，直径较小、深度较浅，呈三角形而非圆形，髋臼前后壁薄，这些因素均会造成术中髋臼假体安装困难。严重的类风湿关节炎和强直性脊柱炎等会造成髋关节融合，将其转成人工全髋关节置换术也存在极大的手术挑战，术中很难辨认真正的髋臼位置和深度，一旦将髋臼安装在错误位置，可能造成术后关节脱位、假体脱落、人工关节寿命下降等问题。

近十余年来，机器人辅助髋关节置换技术应用越来越多。外科医生通过术前精确的手术规划，术中在机械臂辅助下可以对髋臼假体放置位置进行定位，不仅可以按预定计划准确地磨锉髋臼，达到理想角度和位置，同时也可以借助机械臂把控臼杯植入方向，使其安装在预期位置。Kamara等的一项回顾性队列研究结果显示，手工组的THA仅有76%的假体位置在目标区域中，而机器人辅助THA中达到97%，机器人技术显著提高髋臼假体位置和角度的精准度。Kanawade等的研究显示，机器人辅助安装臼杯的外展精确度为88%，前倾精确度为84%。

对于复杂初次全髋关节置换手术，部分医生也尝试使用机器人辅助技术，同样获得了良好的结果。汪洋等报道一组MAKO机器人辅助行复杂髋关节病变的THA患者15例（17髋），其中DDH共9例（9髋）、类风湿性关节炎1例（2髋）、强直性脊柱炎2例（3髋）、继发性关节炎3例（3髋），MAKO辅助THA手术全部顺利完成。结果发现，术后髋臼假体外展角和前倾角均理想。作者认为，MAKO机器人辅助复杂性THA可以取得较好的近期疗效，改善患髋活动范围，减少下肢长度差异。

Adil等率先报道一例男性患者在15岁时因车祸导致左侧股骨颈粉碎性骨折，行2次髋关节手术后均失败，最后行髋关节融合手术。30年后患者出现腰痛、同侧膝关节和对侧髋关节疼痛，保守治疗无效。术者拟借助MAKO机器人实施THA手术，术中清理周围软组织，将已经发生融合的关节骨块视作一个整体进行骨注册，注册点包括骨块的前、后、上三处以及原来髂骨、坐骨、耻骨和股骨近端的外侧部分，注册最终获得机器系统通过，验证显示采集数据点在虚拟 CT 模型的 0.5 mm 以内，精度良好。在预先计划部位截断股骨颈，为确保臼杯与骨面充分接触并避开原有的内固定，髋臼位置设定为外展 35°、前倾 20°，磨锉髋臼计划深度，在机械臂辅助下打入 56 mm 的髋臼假体，安装双动衬垫，常规操作股骨侧手术。术后获得满意疗效，对侧髋关节和同侧膝关节疼痛也完全缓解。

已经发生融合的髋关节，实施机器人辅助 THA 手术，具体操作如下。①术前 CT、重建及术前规划：患者行双髋和双膝关节 CT 扫描，将图像导入机器人系统。融合髋的 CT 分割与普通标准机器人手术不同，需要将骨盆和股骨视为一个整体，而不能将其分开。在 CT 扫描中可以用马蹄窝寻找髋臼底部，用髋臼横韧带识别髋臼壁，基于这些标志物规划髋臼杯的大小和深度。髋臼杯位置一般设为外展 40° 和前倾 20°。②术前准备和显露：患者置于侧卧位，固定骨盆；将心电图电极片固定在髌骨表面皮肤上，作为股骨检查点；消毒铺单，于髂嵴打入 2 ~ 3 枚固定针安装骨盆参考架；常规采用标准后外侧切开显露关节，在大粗隆外侧壁安装定位钉用于术中测量下肢长度和偏心距。③骨盆注册：这一步称作"原位注册"，即将髋臼与股骨头颈部作为一个整体进行注册，于髋臼后方、前方及上方取 3 个标记点，确保与虚拟模型匹配；在髂骨、股骨颈和坐骨上取 32 个点精准注册，注册点应尽可能广泛地分布在硬的皮质骨而不是软组织上。④实施截骨和磨锉：注册成功后，使用摆锯垂直于股骨颈截骨，拉钩将股骨牵向前方，暴露髋臼；借助机械臂控制髋臼锉，在触觉反馈的帮助下磨锉髋臼骨质，并借助机械臂按计划角度安装臼杯假体；使用探针评估臼杯的位置、角度和深度。⑤手工完成股骨侧操作：安装合适的股骨假体和股骨头，完成复位。

Chai 等报道一项采用机器人辅助 THA 治疗强直性脊柱炎导致髋关节融合的研究，结果显示，机器人辅助手术术后髋臼杯位于安全区内的比例明显高于手动组（分别为 94.29% vs 67.56%，P=0.042）。作者认为，与手工 THA 相比，机器人辅助 THA 可以减少辐射剂量，提高目标区准确安装臼杯的概率。

文献报道，机器人辅助 THA 可以提高手术精准度，降低假体位置的变异风险，减少软组织创伤，取得更好的影像学和功能结果。基于这些优势，机器人辅助 THA 也适用于 Crowe Ⅳ 型发育性髋关节发育不全患者，具体操作如下。①术前规划：行患侧髋、膝关节 CT 扫描，将数据导入机器人系统，创建三维模型，确定假体位置和大小，尤其注意髋臼前、后壁覆盖，髋臼杯直径一般选择 44 mm。②切口暴露：患者取侧卧位，于膝关节髌骨下缘贴远端标记点，用于验证下肢长度；常规消毒铺巾，于髂嵴钉入 3 枚螺纹钉及骨盆参考架；做髋关节后外侧切口，于大转子外缘安装标记钉，在髋关节脱位前用探针分别采集大转子外缘及髌骨下缘标记点，识别患肢位置，用于评价肢体延长长度及术侧髋臼偏心距。③髋臼显露与注册：行股骨颈常规截骨，暴露髋臼上缘以及前、后壁（髋臼注册点分布区域），仔细寻找真臼；在髋臼上缘安装标记钉，用探针采集髋臼窝及髋周骨质注册点进行注册。Crowe Ⅳ型 DDH 需充分显露髋臼并在真臼上完成全部注册，注册完成后即可确定髋臼空间位置。④髋臼磨锉：借助机械臂进行髋臼准备，系统提供视觉、触觉及听觉反馈以控制角度的深度。磨锉完成后，在机械臂辅助下按计划的外展角和前倾角植入臼杯。⑤手工处理股骨并最终安装假体。

Tamoki 等回顾性研究使用机器人辅助 DDH 患者 THA 手术的准确性，将术后骨盆坐标与术前规划相匹配的 CT 图像，通过三维模板叠加到实际植入的髋臼杯上，评估术后髋臼杯的角度和位置。结果发现，机器人辅助术前规划与术后测量的倾斜角和前倾角的平均误差明显较小（倾斜角 1.1°，±0.9°；前倾角 1.3°，±1.0°）。作者认为，机械臂辅助 DDH 患者的 THA 手术术后患者髋臼杯植入位置更加准确。

Hayashi 等报道一组 30 例使用 MAKO 机器人辅助 DDH 的 THA 手术患者，使用 CT 评估髋臼假体角度和三维位置以及下肢长度、偏心距变化，结果发现，机器人辅助 THA 可以准确安装臼杯，即使在严重 DDH 病例中，距离绝对差也 < 1.5 mm。MAKO 机器人辅助手术均可以有效地恢复腿长和联合偏距。作者认为，机械人辅助 THA 也可以精确重现术前规划中臼杯的 3D 位置，对严重的 DDH 患者也同样适用。

关节外科手术机器人具有可重复性、稳定性、精度高、耐疲劳、离群点少等诸多优点。机器人辅助手术除了可用于简单初次髋关节置换术外，对于一些复杂性及挑战性的病例，如Ⅳ型 DDH、融合髋等，包括机器人辅助在内的新技术也拥有其自身的优势，可能在假体准确安装、改善患者预后方面发挥更为重要的作用。随着机器人技术的不断发展，有理由相信机器人导航系统也将成为复杂的初次 THA，甚至 THA 翻修病例的普遍选择。在复杂的手术中，精确的术前规划、准确控制假体位置、以最大限度的稳定性重建关节旋转中心可能对手术来说更有价值。一方面，借助计算机系统的即时反馈能力，外科医生能够快速且安全地实施手术；另一方面，术前虚拟模型可以帮助医生判断假体和（或）骨骼撞击的情况，这一优势在翻修手术中可能更加有用。另外，机器人系统允许在术前反复优化手术计划，这不仅可以节省医生时间，也可以减少手术时间进而对患者有利。总之，随着技术不断进步，机器人辅助关节置换手术不仅在临床应用病例数量迅速增加，其应用的病种范围也会越来越广。

李海峰　柴　伟　编，张　卓　审校

第八节　其他用于全髋关节置换术的手术机器人

一、导言

为什么要在关节置换手术中使用机器人呢？可能的答案是，机器人允许外科医生精准地执行术前规划。为了实现这一目标，外科医生与工程师们一直在不懈地努力。自从 1992 年 11 月世界第一例 ROBODOC 辅助髋关节置换术实施至今，关节外科机器人的研发在不断加速，各种类型的机器人也呈井喷式发展，全球范围内多家医院也在大量引入机器人系统。以史塞克公司的 MAKO 机器人为例，其全球装机量超过 1000 台，手术数量超过 100 万例。

在过去 30 余年的历史进程中，各种类型的机器人层出不穷。部分机器人在不断迭代升级，也有机器人被历史淘汰。本节将对过去出现过的关节外科机器人以及市场上正在研发成长的机器人做一简单介绍，以便进一步了解关节外科机器人的发生、发展。

二、CASPAR 机器人

（一）简介

● 自 1995 年起，CASPAR 机器人辅助全髋关节置换手术在德国多家医院开始使用（图 3-8-1）。

● CASPAR 机器人系统是一款全自动型骨科机器人。该系统由一个基于 CT 图像的交互式术前规划平台和一个改进的工业机器人组成，可以辅助骨科医生完成髋、膝关节置换手术和前交叉韧带修复手术。

● CASPAR 机器人系统的硬件包含 3 个部分，即机械臂、摄像头、计算机系统。

（1）机械臂末端的铣削磨头用于髓腔准备。

（2）摄像头可以捕捉安装在各个组件上的可视化靶标，进行空间位置的定位。

（3）计算机系统则根据术前 CT 扫描数据生成术前规划，重建股骨近端和股骨髁，并将机械臂的活动限制在手术安全边界以内行。

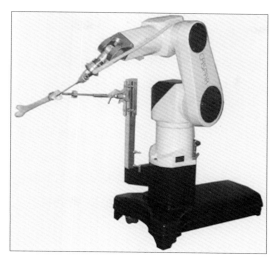

图 3-8-1　CASPAR 机器人外观

（二）操作技术

CASPAR 机器人辅助 THA 采用铣刀根据术前规划铣削股骨髓腔以安装假体柄。整个过程可分为 4 个阶段。

1. 术前一天将 2 个标记钉植入患者股骨

1 个短钉在大转子，1 个长钉在一个股骨远端髁部。这些钉将作为登记术前规划的参考框架。术前规划基于 CT 扫描数据做出。

2. 根据 CT 扫描获取患者解剖结构的三维（3D）数据

第一组数据为使用螺旋 CT 获取从股骨头近端约 10 mm 到股骨头远端约 250 mm 的数据；第二组数据包括股骨髁和远端针。在 CT 扫描过程中患者需保持下肢不动，故需要一根长棒固定患者的腿部。扫描完成后，将 CT 数据传输到规划工作站。

3. 根据 CT 数据进行术前规划

首先，系统会自动执行安全检查。如果患者没有移动下肢，系统会接受这些数据进行术前规划。如果检测到移动但没有超过某个阈值，那么这些数据仍然会被接受，尽管这可能会导致不准确。只有当移动超过阈值时，数据才会被拒绝。标记钉的分割是自动执行的，并由术者确认。数据录入完成后，患者的解剖结构显示在屏幕上，通常是在 3 个正交的平面上显示。术者从数据库中选择一个假体放入股骨模型中，检查其是否匹配。假体可以在所有的 6 个自由度方向上任意被移动，也可以重新定位图像平面、缩放、平移和测量。在定位假体时，术者应考虑患者的解剖结构、假体操作手册以及个人经验。假体如果不合适，可以随时更换。定位完成后，若术者满意，术前规划数据和定位钉分割结果将上传到机器人系统。

4. 手术技术

（1）采用常规入路显露髋关节，臼杯的植入也按常规进行。

（2）对机器人铣削系统进行校准和自检，机器人覆盖无菌膜，将机器人设备移动到患者附近。

（3）用固定夹将股骨固定在机器人底座上，机械臂柄部被固定在另一个特殊的支架上。

（4）使用机器人自带工具确定术前股骨植入的 2 个标记钉的位置以及方向。将钉的位置与术前规划中钉分割的结果进行匹配，由此机器人可以通过参考标记钉的已知位置计算出股骨腔位置（图 3-8-2）。

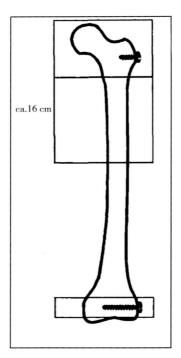

图 3-8-2　CASPAR 机器人系统股骨近端及股骨髁部标记钉安装

（5）安装铣削工具，准备髓腔。在股骨上固定一个骨骼运动传感器用以检测术中患者的运动。CT 扫描期间的运动规则也适用，低于一定阈值的运动可以接受，尽管其可能会导致不准确，但高于阈值的运动会中止铣削过程。在后一种情况下，只有在固定钉重新注册后才会恢复铣削。

（6）完成髓腔铣削，移走机器人，取出标记钉，按传统手术步骤植入股骨柄假体。

（三）总结

20 世纪八九十年代开始，生物型全髋关节假体逐渐流行。文献报道，CASPAR 机器人的总体精度在 0.5 mm 和 0.3° 的标准偏差范围内。Wu 等进行一项尸体试验研究，采用 CASPAR 机器人准备股骨髓腔后安装带 HA 涂层股骨柄假体的近端，平均骨接触百分比达到 93.2%（87.6% ~ 99.7%），平均间隙百分比为 2.9%（0.3% ~ 7.8%），最大间隙宽度为 0.81 mm，平均间隙宽度仅为 0.20 mm；常规组手术准备髓腔，安装带 HA 涂层股骨柄假体的骨接触的平均比例达到 60.1%（49.2% ~ 70.4%）；平均间隙百分比为 32.8%（25.1% ~ 39.9%）；最大间隙宽度为 2.97 mm，平均间隙宽度为 0.77 mm。CASPAR 组假体周围的平均间隙仅为手工组的 9%，最大间隙宽度和平均间隙宽度仅为手工组的 26% 左右。另外，CASPAR 组的骨接触量较手工组高 33%，说明使用 CASPAR 可以显著实现更准确的股骨准备和假体柄的定位，机器人辅助系统对全髋关节置换术股骨髓腔的制备取得显著效果。

文献显示，使用 CASPAR 机器人辅助技术可以实现更准确的股骨准备和假体柄定位。然而，也有研究发现，与手工 THA 患者相比，CASPAR 辅助手术患者在 Harris 髋关节评分方面没有更好的改善，而且采用 CASPAR 手术患者的手术时间明显更长、失血量更多。与对照组患者相比，采用 CASPAR 手术患者的术后外展肌功能明显更差，Trendelenburg 征发生率也更高，差异均有统计学意义。该研究说明，CASPAR 辅助 THA 手术的并发症、翻修手术率和异位骨化的发生率较高。因为上述种种原因，CASPAR 背后的公司最终倒闭，CASPAR 机器人辅助 THA 系统也就再也没有投入临床使用。然而 CASPAR 系统暴露出的问题也给机器人辅助 THA 技术带来了新的挑战和机遇。

三、春立手术机器人

（一）简介

●春立 INS-1 骨科手术导航系统目前正处在临床试验阶段，西安、广州、上海、哈尔滨四家临床中心已完成临床试验。

●春立 INS-1 手术导航系统结构简单、成本较低，适应更多的手术场景。

●春立 INS-1 手术导航系统的流程逻辑清晰、操作简单，可适应快节奏的手术操作。

●春立 INS-1 手术导航系统可随时调整术前规划，术后可反复进行角度验证，操作灵活、自由度高。

●春立 INS-1 手术导航系统可永久保存注册数据，如术中误操作、意外关机可立刻重启继续之前的步骤，便利性和安全性更高。

（二）春立长江 INS-1 辅助全髋关节置换手术

1. 操作技术

春立长江 INS-1 辅助全髋关节置换手术大致分为 5 个步骤（图 3-8-3）。

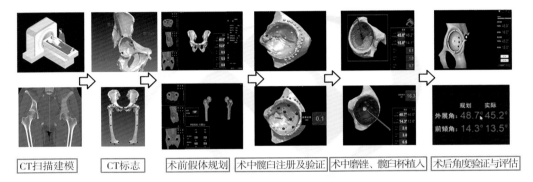

图 3-8-3　春立长江 INS-1 辅助全髋关节置换手术流程图

（1）术前准备：CT 扫描整个盆骨和双侧股骨，经过分割建模制作出虚拟骨模型，对模型进行骨盆矫正和点位标注处理后，可利用长江 INS-1 进行假体规划，确定假体的大小、定位以及预览规划后的腿长、偏距变化情况。

（2）手术准备：导航系统辅助器械组装、探针校准、患者体位、下肢消毒、托垫安装等。

（3）骨注册与磨削：分别完成骨配准和骨标志验证，实现患者髋关节数字化过程，在长江 INS-1 系统的辅助下完成髋臼制备。

（4）安装试模：骨覆盖、假体位置、关节运动学和下肢对齐等情况。

（5）安装假体。

2. 效果评价

春立长江 INS-1 系统辅助全髋关节置换手术成效显著，对比传统组，实验组髋臼假体安装在 Lewinnek 安全区的成功率为 85.29%，高出对照组约 40%。对比术前规划与术后髋臼假体外展角和前倾角的角度偏差 ≤ 1°。

（三）春立黄河 INS-1 辅助全膝关节置换术

1. 操作技术

黄河 INS-1 辅助 TKA 分为 6 个步骤（图 3-8-4）。

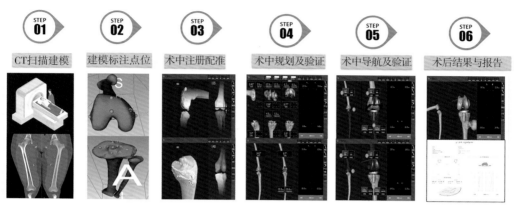

STEP 01　CT扫描建模
STEP 02　建模标注点位
STEP 03　术中注册配准
STEP 04　术中规划及验证
STEP 05　术中导航及验证
STEP 06　术后结果与报告

图 3-8-4　春立黄河 INS-1 辅助全膝关节置换手术流程

（1）术前准备：行髋膝踝 CT 扫描，黄河 INS-1 系统构建虚拟 3D+ 重建模型，标注虚拟点位供计算机识别，使用数据计算股骨和胫骨切除窗口。

（2）手术准备：探针术前校准、患者体位、下肢消毒、计算机开机、软件登录等。

（3）骨注册与磨削：完成骨配准，根据系统评估推荐假体尺寸和位置，绘制伸屈膝间隙平衡图，根据伸屈膝间隙平衡图微调假体尺寸和位置，在动力系统辅助下完成股骨和胫骨的磨削。

（4）安装试模：骨复位、再次绘制术后伸屈膝间隙平衡图，观察关节软组织平衡程度和运动情况等。

（5）安装假体。

2. 结果评价

2022 年西安红会医院进行了随机、开放、对照、多中心临床试验，收集了 20 例患者术前与术后 HKA 角对比差异，其中 10 例为春立黄河 INS-1 辅助全膝关节置换术，使用春立 XN 型假体。春立黄河 INS-1 辅助全膝关节置换术利用 CT 扫描结果制作骨模型，随后输入 CT 数据，通过配准使虚拟与现实结合，医生可以在系统自动推荐的假体大小与位置进行微调，以更小的骨切除量与韧带松解量恢复患者患肢自由度及生理结构，随后系统自动生成截骨位置导航。其余 10 例为手工手术组，使用的同样是春立 XN 型假体，手术外科医生使用传统器械完成截骨。术后 7 天患者做 CT 检查，将术中规划位置与术后 CT 显示位置相对比，确定 HKA 角度差异，结果显示，手工组 HKA 角平均误差为 3.1°，而导航组 HKA 角平均误差为 2.2°。

（四）总结

春立长江、黄河 INS-1 手术机器人系统刚刚在国内完成临床试验，初步结果显示其精确性和可重复性方面表现出明显的优势，这些优势可能进一步转化为假体长期在位率方面的优势。进一步效果验证仍在进行中。

四、龙慧全髋关节置换手术机器人

（一）简介

●龙慧全髋关节置换手术机器人可以实现机器人辅助全髋（髋臼侧＋股骨侧）置换手术（图 3-8-5）。

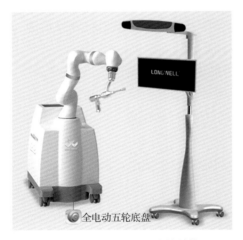

全电动五轮底盘

图 3-8-5 龙慧机器人主体结构

●龙慧机器人术前规划采用人工智能技术，大幅缩短预计手术时间。

●龙慧机器人的机械臂校准实现了全自动，省时省力。

●龙慧机器人股骨侧手术和髋臼侧手术在同一机位完成，大大节约时间。

●龙慧机器人舍弃程序化固定点配准方法，选择自由选点，实时验证，手术配准时间大幅缩短到几分钟，也适用于高难度手术（翻修、DDH 等）。

●龙慧机器人配准点大幅减少，节约配准时间，具有配准快、实时追踪快、机械臂直接操作快、拆台装台快的优点。

●龙慧机器人适用于各种假体品牌和型号。

（二）操作技术

1. 患者术前行 CT 三维成像，基于系统软件进行术前规划。

2. 给予患者全身麻醉联合神经阻滞，行侧卧位手术。

3. 机械臂配准后，将两根定位针插入髂骨，并连接导航红外参照球。

4. 通过常规手术入路暴露髋关节。

5. 在大转子的外侧插入 1 个标记螺钉。

6. 实施股骨侧注册，根据术前规划，在机械臂上使用锯片进行股骨颈截骨术。

7. 实施髋臼侧注册（图 3-8-6），在机械臂的帮助下，通过计划的角度调整髋臼大小。在获得试验杯的安装和正常试验参数后，借助机械臂将髋臼杯安装到计划的位置。如有必要，将安装 2 个或 3 个螺钉固定髋臼杯。

8. 所有手术都可以通过股骨侧的机械臂完成，如用盒式骨刀打开股骨髓腔、股骨腔远端和近端扩髓、植入股骨假体等。

9. 测试髋关节的稳定性和活动范围。

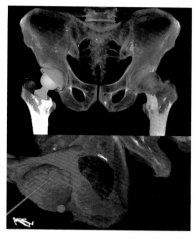

图 3-8-6 骨盆配准验证

（三）总结

自首例龙慧机器人辅助全髋关节置换手术实施以来，目前其已在国内多家医院应用，并已逐步开展多项临床试验。

Wang 等报道一项前瞻性随机对照研究，旨在明确龙慧机器人手臂是否能提高 THA 假体植入的准确性。其对 72 例接受 THA 的患者进行前瞻性随机分组，实验组使用龙慧机器人手臂辅助 THA，对照组使用传统手术方法进行 THA，术后进行影像学数据比较。结果显示，与传统手术相比，龙慧全髋关节置换手术机器人手臂可以更准确地将髋臼假体放置在前倾安全区（5° ～ 25°）中。实验组的平均下肢长度差异较对侧长（3.77 ± 8.31）mm；而对照组为（8.39 ± 9.11）mm，差异显著（$P=0.029$）。实验组中，35 例（100%）患者的股骨假体处于中立位置；而对照组中仅有 30 例（83.3%）患者处于中立位置（$P=0.036$）。两组在髋臼偏移恢复、股骨前倾角度和骨髓腔填充比方面无显著差异。初步得出的结论是，龙慧机器人可提高髋臼杯的前倾角安放准确性，更好地恢复下肢长度的一致性，并能更准确地将股骨假体植入冠状位的中立位置，精准度和可重复性很高，操作方便，使用灵活。因此，相较于人工徒手操作手术，龙慧机器人辅助 THA 对髋臼侧的精度有一定的提升，但对于股骨侧的精度则是大幅提升，临床价值较高。

五、柳叶刀髋膝关节置换手术机器人

柳叶刀 RobPath 关节置换机器人于 2018 开始研发，为一款一体式兼容髋膝关节置换手术，兼具导航与截骨的操作型手术机器人，具有智能、微创、精准、安全等技术特征（图 3-8-7）。其自主研发 Lancet-KBAS 系统可以定量评估软组织张力，引领新一代膝关节置换手术机器人的技术革新。RobPath 关节置换手术机器人具有自动规划手术、快速高精准注册配准方案的特点，为临床医生术前准备提供智能、高效的解决方案。

在手术过程中，手术工具的操作过程会通过机器人导航系统实时显示，提供精准位置显示和操作引导。Lancet-KBAS 软组织平衡张力定量评估系统集成了智能压力传感装置，通过无线传输的方式将术中实时采集的膝关节韧带张力值反馈至手术机器人系统。相较于传统光学定位进行的软组织平衡评估方法，该系统将医生的临床手感精确量化，使软组织平衡评估更加科学。

目前，柳叶刀髋关节置换手术机器人已在国内多家医院进行了机器人辅助髋关节置换手术并取得了成功，但尚未检索到相关文献发表。

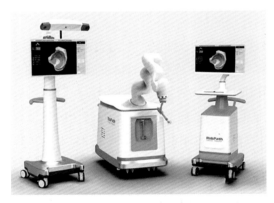

图 3-8-7 柳叶刀髋膝关节置换手术机器人构成

六、TSolution One 手术机器人

（一）简介

1. 发展历史

（1）TSolution One 机器人的前身是美国 Integrated Surgical Systems（ISS）公

司开发的 ROBODOC 机器人手术系统，该公司是由美国 IBM 公司研发中心和加州大学 Davis 分校合作，IBM 出资成立的基于关节研发项目的科技公司。ROBODOC 是 Sankyo Seiki Mfg 有限公司生产的工业用机器人的定制版本，Orthodoc Presurgical Planner（ORTHODOC）开发的计算机程序用以指导机器人动作。

（2）ROBODOC 的早期版本首先应用于髋部损伤的家养狗手术。

（3）1992 年 11 月 7 日，加州萨克拉门拖 Sutter 总医院 1 例 64 岁男性患者接受了全世界第一例 ROBODOC 辅助髋关节置换术（图 3-8-8）。

（4）1992—1993 年，由美国食品药品监督管理局（FDA）授权，共实施了 10 例 ROBODOC 辅助髋关节置换术，以验证该系统的有效性和安全性。

（5）1993 年 10 月，FDA 授权 ROBODOC 的多中心临床试验，150 例 ROBODOC 辅助手术与 150 例传统手术进行对照。

（6）1994 年 8 月，欧洲第一例 ROBODOC 髋关节手术完成。

（7）1997 年 2 月，ORTHODOC 获得 FDA 认证，可实施髋关节手术规划。

（8）2007 年，Curexo 科技公司（Curexo Technology Corporation，Fremont，加州）接管了 ISS 公司。

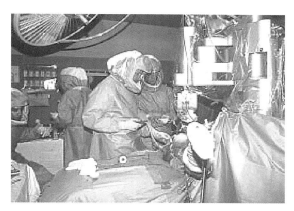

图 3-8-8 第一例人体 ROBODOC 辅助髋关节置换手术

（9）2008 年，ROBODOC 获得 FDA 认证，可参与实施人工全髋关节置换术。

（10）2014 年 9 月，Curexo 更名为 THINK Surgical Inc.（Fremont，加州），并将 ROBODOC 更名为 TSolution-One。

2. ROBODOC 机器人系统组成

（1）ROBODOC 是一种主动式机器人系统，可以自动完成手术的特定步骤。

（2）ROBODOC 系统的术前规划基于术前 CT 扫描结果。在术前 24 小时内，局部麻醉下在患肢股骨大转子和股骨髁上分别放置定位针，以备术中定位用。后续由于钉道疼痛、骨折等并发症，ISS 开发了 DigiMatch 系统，即采用表面匹配的方式完成建模和真实骨骼的匹配（图 3-8-9）。

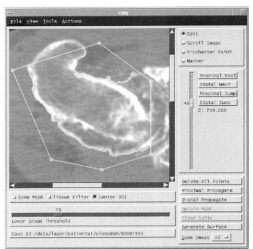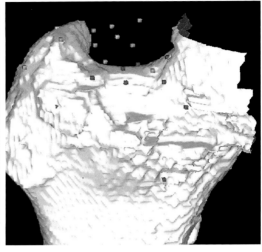

图 3-8-9　DigiMatch 表面匹配

（3）术中将患侧肢体固定在体位架上，维持其固定位置（图 3-8-10）。

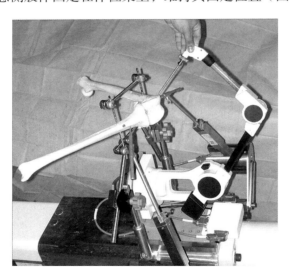

图 3-8-10　使用体位架固定患侧肢体

（4）使用连接在机械臂末端的高速磨钻，依照术前在计算机工作站规划的假体尺寸和位置完成髓腔磨锉（图 3-8-11、图 3-8-12）。

（5）ROBODOC 系统也被用于翻修手术中股骨髓腔的准备工作。

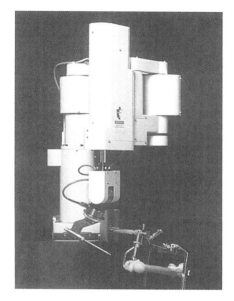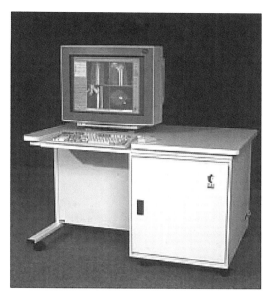

图 3-8-11　ROBODOC 手术机器人系统（左）及工作台（右）

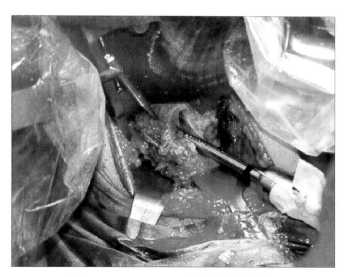

图 3-8-12　ROBODOC 进行自动髓腔磨锉

3. TSolution One 机器人系统原理

（1）TSolution One 系统由 ROBODOC 系统改进而来，可提供主动式股骨髓腔磨锉，同时提供髋臼磨锉及植入位置辅助导向（图 3-8-13）。

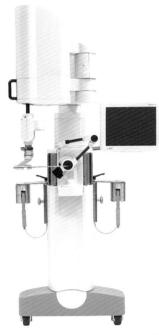

图 3-8-13 TSolution One 机器人手术置换系统

（2）工作原理与 ROBODOC 相似，更新了 TPlan 规划界面（图 3-8-14）。

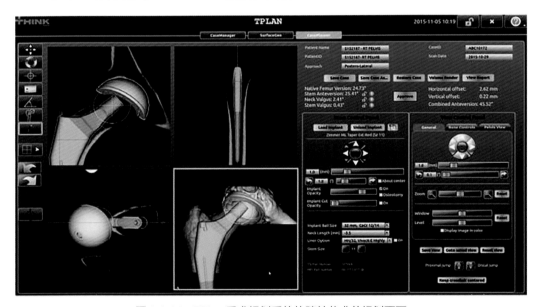

图 3-8-14 TPlan 手术规划系统的髋关节术前规划页面

（二）操作技术

1. 整体工作流程（图 3-8-15）

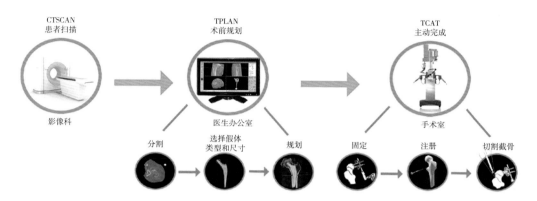

图 3-8-15 TSolution One 髋关节置换手术工作流程

（1）术前 CT 扫描。

（2）TPlan 术前规划。

①分割；

②假体选择；

③术前规划。

（3）TCAT 主动式机器人手术。

①股骨固定；

②股骨注册；

③截骨；

④髓腔磨锉。

2. TPlan 手术规划

（1）术前完成患者髋关节三维 CT 扫描。

（2）完成分割和建模。

（3）手术医生选择假体的尺寸，在规划界面完成假体位置的规划，包括股骨假体旋转、前倾、填充和压配情况以及假体的前倾和外展角度规划（图 3-8-14、图 3-8-16）。

3. 手术技术

（1）系统软件支持手术"暂停"模式，在操作前再次确认手术计划。

（2）系统当前仅支持后外侧入路手术，采用"股骨侧优先"策略。

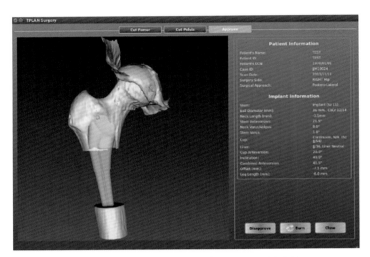

图 3-8-16　TPlan 术前规划（图示股骨侧规划）

（3）常规显露髋关节并脱位。区别于传统髋关节置换手术，暂时不进行股骨颈截骨，保留股骨头，使用 Schanz 钉固定股骨头并将其与机器人基座进行固定（图 3-8-17）。

（4）使用与机器人相连的探针进行骨表面的点对面（Point to Surface）注册（图 3-8-18）。

（5）完成注册后，高速磨钻以 8000 rpm 的速度完成截骨，同时使用生理盐水灌洗，去除骨屑（图 3-8-19）。实际磨锉过程持续 5 ～ 15 min，取决于骨和假体的尺寸和类型。

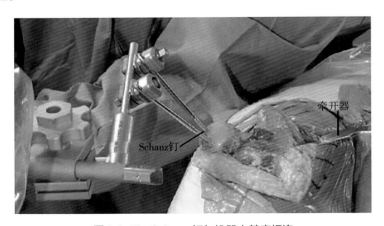

图 3-8-17　Schanz 钉与机器人基座相连

注：脱位髋关节后，将固定在股骨头上的 Schanz 钉与机器人基座相连。注意放置拉钩，保护周围软组织并为机器人预留操作空间

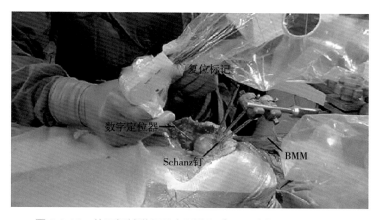

图 3-8-18　使用探针进行骨表面注册（骨活动监测器，BMM）

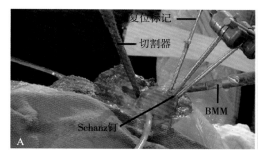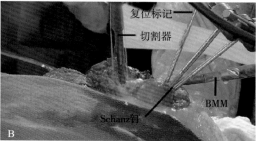

图 3-8-19　术中截骨和磨锉过程，注意 BMM 和复位标记的放置

①在截骨前，股骨侧会放置 2 枚复位标记（Recovery Marker）和 1 枚骨活动监测器（BMM）。

②一旦股骨偏离初始磨锉位置，BMM 会立即叫停机器人活动，此时需要医生重新注册复位标记，进而重新注册股骨的空间位置，然后继续机器人操作。

（6）髋臼注册前，将骨盆与机器人牢固固定，同时放置复位标记（图 3-8-20）。

（7）完成髋臼注册后，机械臂按术前规划角度移动到位。

（8）将髋臼锉固定在机械臂的快拆开关上，由机械臂维持髋臼锉的方向，手术医生完成髋臼磨锉。

（9）将髋臼杯打击器安装在机械臂的快拆开关上，由机械臂维持髋臼杯打击器的方向，手术医生完成髋臼杯植入（图 3-8-21）。

（10）使用探针验证髋臼植入方向和深度。

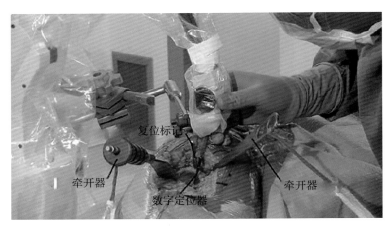

图 3-8-20　髋臼注册过程

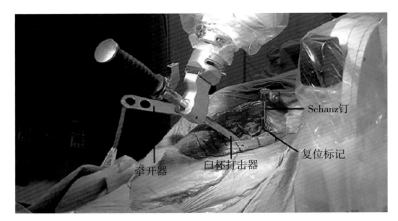

图 3-8-21　髋臼杯植入过程机械臂维持髋臼杯打击器的位置，手术医生完成植入过程

（三）总结

　　TSolution One 系统传承自 ROBODOC 系统，并在其基础上进一步研发。旧的 ROBODOC 系统仅提供了股骨侧的主动磨锉，而 TSolution One 系统增加了髋臼侧的规划和导向。ROBODOC/TSolution One 系统辅助下 THA 具有与传统 THA 相似的临床效果，术后 Harris 评分和 SF-36 评分结果相当。与传统手术相比，ROBODOC/TSolution One 系统辅助下 THA 能够获得更好的股骨侧假体填充和髓腔匹配，可以降低术中股骨骨折的发生率，并且在预防术中肺栓塞方面具有一定优势。然而也有文献报道，与传统手术相比，ROBODOC/TSolution One 系统辅助下 THA 并没有增加假体的初始稳定性，术中出血与传统手术相比并无明显差异。另外，早期的股骨标记钉会导致术后膝关节内侧疼痛，因高速磨钻而产生的气溶胶会增加手术人员的

污染风险，在手术中应注意医务人员的防护。部分文献报道，机器人手术后患者的步态与传统手术相比不具有明显优势。

　　ROBODOC/TSolution One 系统自问世来，已经在欧美完成了数千例机器人髋关节置换手术。与其他机器人和导航辅助手术相同，相较于传统手术，ROBODOC/TSolution One 系统辅助下 THA 在精确性和可重复性方面表现出明显的优势，这些优势可能进一步转化为假体长期在位率方面的优势。与本书介绍的其他机器人手术系统不同，ROBODOC/TSolution One 系统是一种主动式机器人手术系统，具有独特的技术特点。当前市场上大多数机器人系统更关注髋臼侧的假体角度和位置，而股骨侧更多依赖于手术医生的技术。该系统的精确性和可重复性是其他系统无法对比的。然而其仍然存在很多限制，如系统硬件需要占据非常大的手术室空间，对手术室空间要求高，且仅能匹配常规骨科手术台，不利于在各级医疗机构推广。目前，该系统仅支持后外侧手术入路手术，对于其他方向手术入路的支持仍在开发，其实际临床效果仍有待观察。目前国内尚未引进 TSolution One 系统，在此仅做系统介绍。对于其应用，国内缺乏相关经验，以上内容仅供读者参考。

李海峰　柴　伟　编，张　卓　审校

第四章
机器人辅助人工全膝关节置换术

第一节　MAKO 机器人辅助人工全膝关节置换术

一、简介

● MAKO 机器人为半自动封闭型，主要依靠医生进行操作（图 4-1-1）。

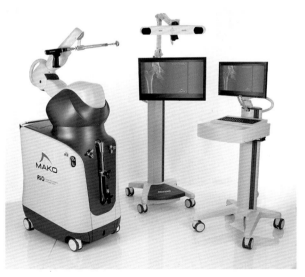

图 4-1-1　MAKO 手术机器人

● MAKO 机器人具有触觉反馈功能，可以完成精确、安全的手术操作。

● MAKO 机器人基于 CT 扫描数据创建三维模型，可以用于预先计划假体的摆放和对线，也可以在整个手术过程中根据需要进行调整。

- MAKO 机器人可以辅助评估软组织平衡。
- MAKO 机器人髋、膝、单髁均可。
- MAKO 机器人目前在全球范围应用最广，完成手术量最多。

二、操作技术

（一）术前准备

1. 影像学检查

（1）MAKO 机器人辅助人工全膝关节置换术是一种基于 CT 三维影像建模的机器人辅助手术方式，通过将术前的 CT 建模与术中标记相匹配完成空间认证。

（2）术前检查除拍摄常规的膝关节负重位正侧位、下肢全长 X 线片外，需增加髋关节、膝关节和踝关节的 CT 平扫检查。扫描参数和要求见图 4-1-2 和表 4-1-1。

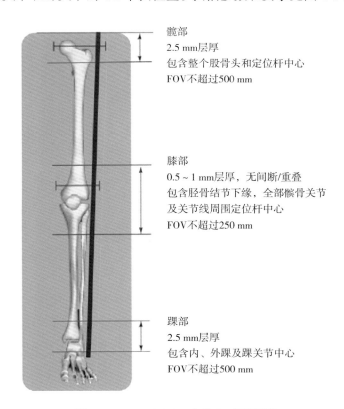

髋部
2.5 mm层厚
包含整个股骨头和定位杆中心
FOV不超过500 mm

膝部
0.5 ~ 1 mm层厚，无间断/重叠
包含胫骨结节下缘，全部髌骨关节
及关节线周围定位杆中心
FOV不超过250 mm

踝部
2.5 mm层厚
包含内、外踝及踝关节中心
FOV不超过500 mm

图 4-1-2 MAKO-TKA 术前 CT 扫描要求

表 4-1-1　MAKO-TKA 术前 CT 扫描要求

扫描部位	算法要求	CT 层厚 / 间距	扫描范围
髋	骨	2 ~ 5 mm/2 ~ 5 mm	①包括全部股骨头和运动杆。 ②以股骨头为中心
膝	骨	0.1 ~ 1 mm/0.5 ~ 1 mm	①股骨髁远端上方和下方：至少扫描 10 cm。 ②包括髌股关节边缘以上、胫骨结节边界以下和运动杆。 ③以关节线为中心
踝	骨	2 ~ 5 mm/2 ~ 5 mm	①包括内外踝和运动杆。 ②以踝关节为中心

注：图像分辨率采用 512×512 矩阵，要求必须为正方形；扫描起止顺序：髋→膝→踝（包括踝）；图像转换要求：DICOM3 兼容格式

2. 解剖标记的影像学标定

（1）在股骨侧确认股骨头中心（Hip center）、股骨内上髁（Medial epicondyle）、外上髁（Lateral epicondyle）和股骨侧膝关节中心（Femur knee center）（图 4-1-3）。股骨机械轴由股骨头中心和膝关节中心确定，股骨内外上髁确认横截面股骨旋转轴线。

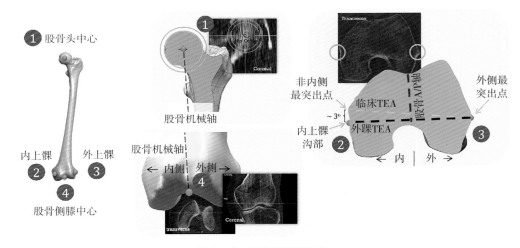

图 4-1-3　股骨侧标记定位

（2）在胫骨侧标记胫骨侧膝关节中心（Tibia knee center）、内踝（Medial malleolus）和外踝（Lateral malleolus）。踝关节中心是内踝和外踝最突出部位连线距离内踝 56% 的位置（图 4-1-4）。以胫骨膝关节中心和踝关节中心确定胫骨机械轴，以胫骨结节中内 1/3 处确定胫骨旋转对线。

（3）股骨 / 胫骨的力学轴线夹角由股骨机械轴与胫骨机械轴成角确定。

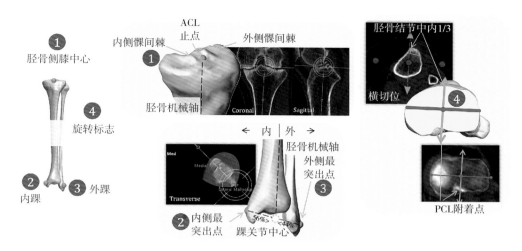

图 4-1-4 胫骨侧标记定位

3. 假体规划

（1）MAKO-TKA 软件匹配史赛克（Stryker）公司的 Triathlon 膝关节假体系统。Triathlon 膝关节假体系统股骨远端/后髁厚度为 8.5 mm，胫骨托＋最薄衬垫厚度为 9.4 mm，累计关节间隙厚度为 17.9 mm，在假体规划界面上显示为 18 mm（即如果选择 9 mm 尺寸胫骨衬垫，手术规划的目标间隙为 18 mm，图 4-1-5）。Triathlon 膝关节假体系统股骨侧为等半径设计，即在 10°～110° 的屈曲范围内，假体围绕通髁线成等半径活动（图 4-1-6）。

（2）冠状面规划（图 4-1-7）：在该界面中调整股骨/胫骨假体的内/外翻截骨和截骨量。股骨远端初始截骨量设置为 8 mm（非软骨模式），胫骨近端初始截骨量设置为 7 mm（非软骨模式）。如果选择为软骨模式，则需要在上述截骨量的基础上补足软骨厚度（2～3 mm）。

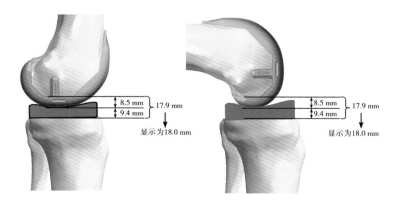

图 4-1-5 MAKO-TKA 使用 Triathlon 假体系统的屈伸间隙规划目标示意图

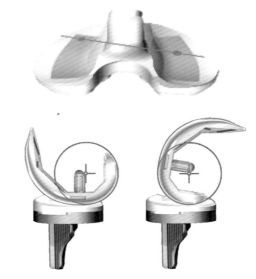

图 4-1-6　Triathlon 膝关节假体的等半径设计理念

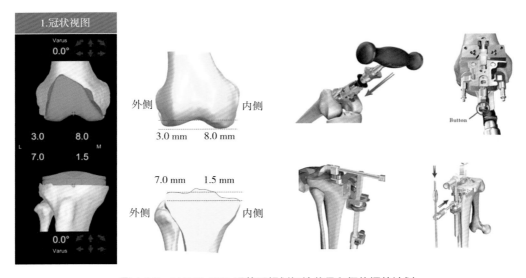

图 4-1-7　MAKO-TKA 冠状面规划初始截骨和假体摆放计划

（3）横截面规划（图 4-1-8）：在该界面上调整假体前后 / 内外位置。以通髁线（TEA）为参照调整股骨假体外旋，初始设定为 0° 外旋，可更改为以后髁连线（PCA）为股骨外旋参照线。以胫骨结节中内 1/3 点确定胫骨假体外旋。

（4）矢状面规划（图 4-1-9）：在该界面中调整股骨假体屈伸、前后位置和胫骨假体后倾截骨角度。股骨屈曲＋胫骨后倾超过 8° 触发自动提示，股骨前皮质截骨切迹（Notching）触发自动提示。

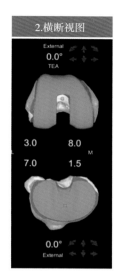
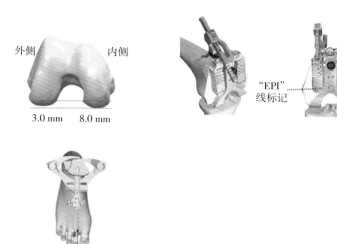

图 4-1-8　MAKO-TKA 横截面规划初始截骨和假体摆放计划

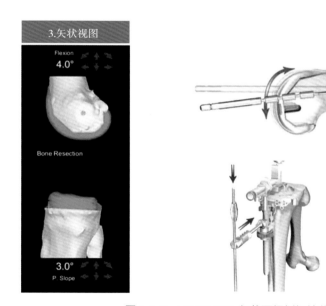
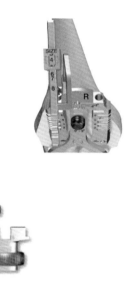

图 4-1-9　MAKO-TKA 矢状面规划初始截骨和假体摆放计划

（5）在任一界面上进行假体位置调整均会导致其他维度界面的假体联动，在进行调整的时候应注意。

（6）标准操作指南对各个界面的截骨量和角度均给出了初始推荐的默认值（图 4-1-10），但针对不同病例，应依据术中关节间隙测量结果进行动态调整，发挥机器人手术中间隙平衡的优势。

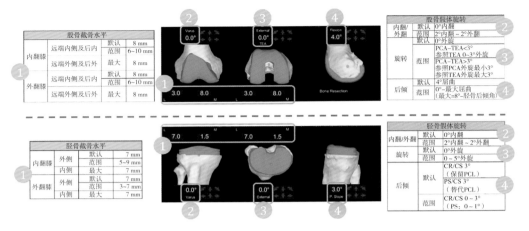

股骨截骨水平			
内翻膝	远端内侧及后内	默认	8 mm
	远端内侧及后内	范围	6~10 mm
	远端外侧及后外	最大	8 mm
外翻膝	远端内侧及后内	默认	8 mm
	远端内侧及后内	范围	6~10 mm
	远端外侧及后外	最大	8 mm

股骨假体旋转		
内翻/外翻	默认	0°内翻
	范围	2°内翻~2°外翻
旋转	默认	0°外旋
	范围	PCA-TEA<3° 参照TEA 0-3°外旋 PCA-TEA>3° 参照PCA外旋最小3° 参照TEA外旋最大3°
后倾	默认	4°屈曲
	范围	0°-最大屈曲（最大=8°-胫骨后倾角）

胫骨截骨水平			
内翻膝	外侧	默认	7 mm
		范围	5~9 mm
	内侧	最大	7 mm
外翻膝	外侧	默认	7 mm
		范围	3~7 mm
	内侧	最大	7 mm

胫骨假体旋转		
内翻/外翻	默认	0°内翻
	范围	2°内翻~2°外翻
旋转	默认	0°外旋
	范围	0~5°外旋
后倾	默认	CR/CS 3°（保留PCL） PS/CS 3°（替代PCL）
	范围	CR/CS 0~3° （PS：0~1°）

图 4-1-10　MAKO-TKA 系统中对截骨量和截骨角度的初始推荐默认值

（二）手术室设置

1.患者为平卧位，患侧上肢放置于胸前。

2.机器人放置于患者手术侧肢体的近端侧（图 4-1-11）。

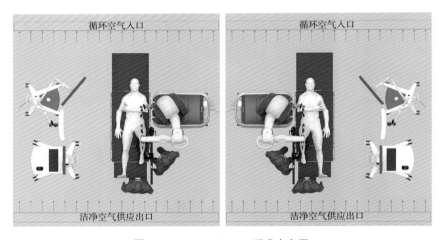

图 4-1-11　MAKO-TKA 手术室布局

3.机器人的定位架与患者放置于胸前的上肢位于同一平面（图 4-1-12）。

4.机械臂手柄位于膝关节屈膝时的膝关节顶点位置（图 4-1-13）。

5.患肢可使用专用腿架（图 4-1-14），或使用与手术床匹配的体位架维持位置（图 4-1-15）。

（1）如果患者体型较小，在使用腿架时应注意碳纤维足靴的后外侧缘可能会造成腓总神经卡压，引起神经损伤，应将患者的足底垫高，避免神经卡压。

（2）安装腿架时应注意无菌操作和腿架稳定。

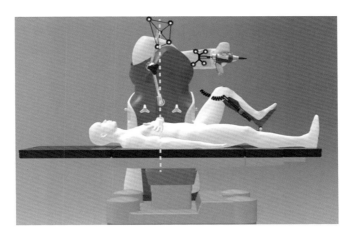

图 4-1-12　MAKO-TKA 手术机器人的水平位置

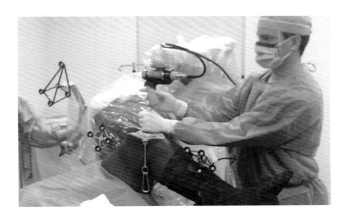

图 4-1-13　机械臂手柄位置，取膝关节屈曲位，手柄应刚好位于膝关节上方

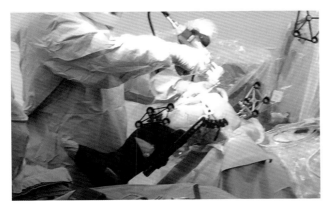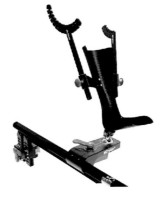

图 4-1-14　配合 MAKO-TKA 的下肢固定架

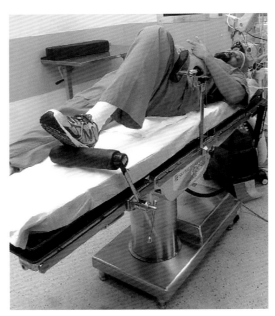

图 4-1-15 使用手术床体位架固定下肢

注：在大腿外侧放置侧方体位架，避免下肢在屈髋屈膝时倒向外侧，侧方体位架的高度应放置在屈髋屈膝且足跟贴在床面时的大腿中上 1/3 处；下肢伸直时，在小腿中下 1/3 处方式横向体位架，使得在屈髋屈膝时足弓恰好能够踩在该体位架上，维持屈髋屈膝体位

（三）手术技术

1. 安装参考架

（1）参考架固定钉提供 3.2 mm 和 4.0 mm 两种规格，注意选择匹配的导向支架。

（2）股骨侧参考架可选择在切口内或切口外放置（图 4-1-16）。

1）切口外放置位置在股骨滑车沟近端 80 ～ 100 mm 范围内，自大腿前内侧进钉，垂直于骨面，双皮质固定。大腿前内侧肌肉组织丰厚，在进钉前应将深部组织分离直至骨面，经套筒钻入固定钉，避免在快速进钉的时候卷入肌肉组织，造成不必要的组织损伤；固定钉经肌肉固定也会造成股四头肌 / 股内侧肌收缩受限，可能影响膝关节相关指标的测量精准度。

2）切口内放置位置在股骨干骺端交界处，自内侧皮质进钉，垂直于股骨远端骨皮质钻入。定位钉应避开后稳定型（PS）膝关节假体的髁间截骨区，注意避开侧副韧带止点区域。

（3）胫骨参考架通常放置于切口外（图 4-1-17），距离胫骨结节下缘约 100 mm 处。在胫骨前内侧骨皮质中央进针，垂直于骨皮质表面，通常固定钉的方向与胫骨平台纵轴呈45°，双层皮质固定。使用参考架支架套筒作为导向器钻入固定钉。也有术者将参考架安装在切口内，其指向方向相同，此时应注意在进行机械臂操作时避免手柄与参考架发生碰撞。

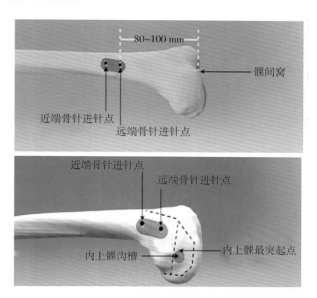

图 4-1-16 股骨侧参考架的安装（上图：切口外进针，下图：切口内进针）

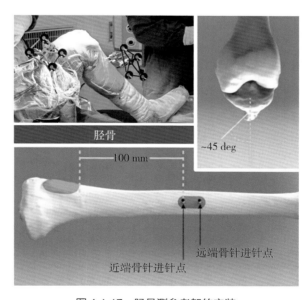

图 4-1-17 胫骨测参考架的安装

（4）参考架支架套筒固定在骨皮质表面，避免发生晃动。

（5）调整参考架的反光盘朝向 NDI 发射接收器，确保在膝关节屈伸过程和髋关节旋转过程中始终可见（图 4-1-18）。通常将反光盘的角度上扬 30°～45°，内聚 10°～15°，获得全程可见的 NDI 视野，然后固定参考架上的螺栓。

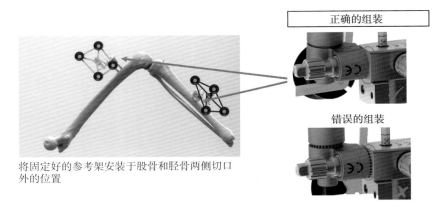

将固定好的参考架安装于股骨和胫骨两侧切口外的位置

图 4-1-18　组装固定参考架

2. 手术显露

（1）手术显露按照术者习惯进行。

（2）完成骨注册前不要去除骨赘。

3. 安放标记钉

（1）股骨侧标记钉放置在距离最近的截骨区域约 10 mm 以外，股骨内侧髁的内侧，内上髁最高点的前方，使凹槽面向远端（图 4-1-19）。

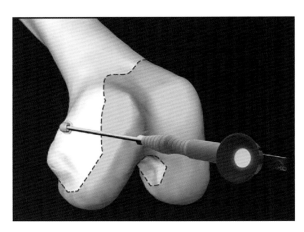

图 4-1-19　股骨侧标记钉位置及方向

（2）胫骨侧标记钉放置在胫骨前侧面，低于胫骨截骨面约 10 mm 位置的胫骨中线内侧（图 4-1-20）。

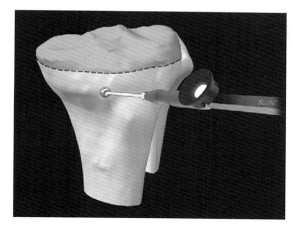

图 4-1-20　胫骨侧标记钉位置

4. 骨注册

（1）确定髋关节中心：屈髋屈膝，旋转髋关节，直至完成髋关节旋转中心定位。

（2）确定踝关节中心：使用钝探针标记内踝和外踝最突出的骨性部分。

（3）骨面标志点精确注册（图 4-1-21）。

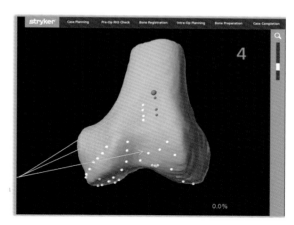

图 4-1-21　骨面标志点精确注册

1）骨注册前不要去除骨赘。

2）使用锐探针按系统提示顺序完成股骨和胫骨标志点的精确注册，骨注册是骨表面形态与 CT 骨模型匹配的过程，需要使用锐探针刺透软骨到达骨表面，注意不要刺破骨表面。在注册前切除滑膜和半月板有助于更精确地完成表面注册。

（4）骨注册验证

1）骨注册验证是指注册的骨表面与 CT 骨模型之间差异的验证过程，精确的骨表面注册有助于提高手术的精确性（图 4-1-22）。采集点与 CT 模型匹配的距离以不同颜色显示，绿色表示采集点与 CT 模型匹配距离＜ 0.5 mm；黄色表示采集点与CT 模型匹配距离 0.5 ~ 1.5 mm；红色表示采集点与 CT 模型匹配距离＞ 1.5 mm。应注意，采集点与 CT 模型匹配距离的误差会随着误差采集点的增加而累加，虽然平均误差可能在系统允许范围内，但误差采集点聚集于某一区域提示该区域存在不可忽视的匹配误差，此时推荐重新完成骨注册。

2）使用锐探针完成关键验证点的验证。可以使用探针划过骨表面，在验证视窗中查看探针尖端与骨模型之间的距离，进一步验证注册精确性。

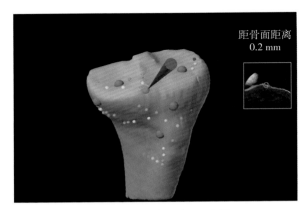

距骨面距离
0.2 mm

图 4-1-22　骨注册验证示意图

注：红色代表匹配距离＞ 1.5 mm，绿色代表匹配距离＜ 0.5 mm。较大的蓝色"泡泡"是关键验证点。当局部匹配误差较大的点发生聚集时，该区域很可能存在难以忽视的注册误差，应予以重新注册

5. 关节动态平衡和截骨方案调整

（1）术中间隙初步评估

1）在进行间隙评估前应首先完成初步松解，包括：①侧方骨赘清理（股骨侧 / 胫骨侧）（图 4-1-23）；②髁间窝骨赘清理；③前交叉韧带切除（使用 PS 假体需切断后交叉韧带）；④软组织袖套初步剥离。

2）屈伸间隙评估原则：MAKO 机器人是一种封闭平台手术机器人，仅支持单一假体使用，匹配假体股骨组件为单一半径假体，假体远端至后髁厚度相等，所植入假体在膝关节全程屈伸过程中的整体厚度不变。以植入 9 mm 聚乙烯衬垫为初始设置，植入假体的整体厚度约为 18 mm（股骨测 8.5 mm，胫骨侧 9.4 mm，总体 17.9 mm）（图 4-1-24）。术中动态间隙调整的目标为 18 mm。

3）评估方法：

①间隙评估的目标是寻找在膝关节屈曲 90° 和完全伸直状态下，内外侧间隙的最大数值：动态评估所显示的数值代表了预计截骨线之间的距离，最大数值代表了

同侧（内侧或外侧）副韧带完全张紧时所能获得的最大间隙。关节间隙不能模拟关节内压力或韧带张力。

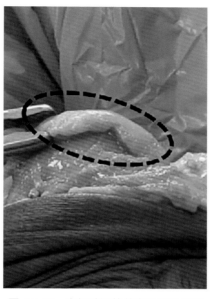

图 4-1-23 在间隙评估前去除边缘骨赘

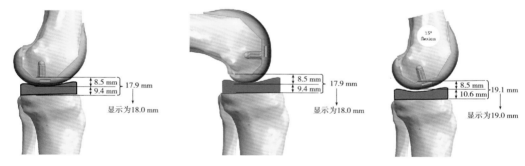

图 4-1-24 以植入 9 mm 衬垫为初始设置，关节间隙应达到 18 mm 以容纳假体。显示间隙数值代表的是股骨远端 / 后髁截骨线与胫骨截骨线（分别代表伸直间隙和屈曲间隙）

②伸直位施加内翻 / 外翻应力，评估伸直间隙：建议在系统显示屈曲 5° ~ 10° 范围内进行伸直间隙评估（系统允许在 –3° ~ 20° 范围内进行评估）。

③屈曲位施加内翻 / 外翻应力，评估屈曲间隙：在系统显示屈曲 85° ~ 95° 内进行屈曲间隙评估。可以徒手施加内外翻应力，或者借助骨叉勺（Bone Paddle，1 ~ 6 mm 厚度）补偿关节软骨的丢失厚度，以恢复原始关节间隙和韧带张力（图 4-1-25）。

4）记录屈曲和伸直状态下的最大间隙，作为动态调整的初始点。

（2）术中动态调整（图 4-1-26）

1）以初步评估所获得的初始间隙开始进行调整。

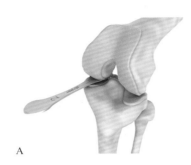

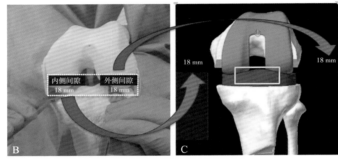

图 4-1-25　借助骨叉勺补偿软骨的丢失厚度，恢复原始关节间隙和韧带张力

2）股骨假体调整原则：

①股骨垂直位置调整：上移—增加远端截骨量 / 增加伸直间隙；下移—减少远端截骨量 / 减少伸直间隙。

②股骨冠状面调整：内翻—增加内侧截骨量和内侧伸膝间隙 / 减少外侧截骨量和外侧伸膝间隙 / 增大股骨远端外侧角（LDFA）/ 增加下肢力线整体内翻；外翻—增加外侧截骨量和外侧伸膝间隙 / 减少内侧截骨量和内侧伸膝间隙 / 减少股骨远端外侧角（LDFA）/ 增加下肢整体外翻。

③股骨旋转对线调整：增加股骨外旋——增加内侧后髁截骨量和内侧屈曲间隙 / 减少外侧后髁截骨量和外侧屈曲间隙；减少股骨外旋——减少内侧后髁截骨量和内侧屈曲间隙 / 增加外侧后髁截骨量和外侧屈曲间隙。改变股骨旋转会改变股骨前皮质截骨的角度，可能会增加股骨前皮质过度切割产生切迹（Notching）的风险。股骨假体旋转对线的变化会改变假体对于髌骨轨迹的友好性，在调整时需要综合考虑。

④股骨前后位置调整：前移——增加内外侧后髁截骨量和内外侧屈曲间隙 / 减少前皮质和前斜面截骨量；后移——减少内外侧后髁截骨量和内外侧屈曲间隙 / 增加前皮质和前斜面截骨量。股骨假体的后移会增加前皮质过度切割的风险，必要时

可以选择增加假体尺寸（需要考虑假体内外径）或增加股骨假体屈曲角度。

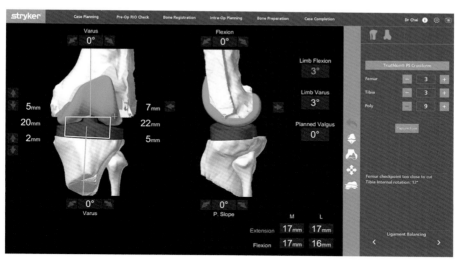

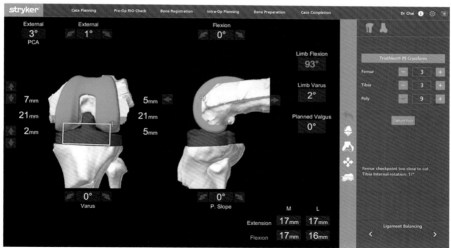

图 4-1-26 术中关节间隙和截骨方案动态调整（术中屏幕截图）

⑤股骨屈伸位置调整：增加股骨屈曲——增加下肢整体屈曲 / 降低前皮质切割风险；减少股骨屈曲——增加下肢整体伸直 / 增加前皮质切割风险。

3）胫骨假体调整原则：

①胫骨垂直位置调整：上移——减少胫骨整体截骨量 / 同时减少膝关节屈曲和伸膝间隙；下移——增加胫骨整体截骨量 / 同时增加膝关节屈曲和伸膝间隙。

②胫骨冠状面调整：内翻——增加内侧截骨量 / 同时增加内侧屈曲和伸膝间隙 / 减少外侧截骨量 / 同时减少外侧屈曲间隙和伸膝间隙；外翻——减少内侧截骨量 / 同时减少内侧屈曲和伸膝间隙 / 增加外侧截骨量 / 同时增加外侧屈曲间隙和伸膝间隙。

③胫骨矢状面调整：增加胫骨后倾——增加屈膝间隙 / 增加膝关节屈曲度；减少胫骨后倾——减少屈曲间隙 / 增加膝关节过伸倾向。

④当胫骨截骨线存在后倾角度时，胫骨假体的旋转对线会对冠状位对线产生影响，此时应特别注意。

4）截骨方案动态调整的各个步骤之间存在联动效应，在开始截骨前应谨慎确认截骨方案和预期截骨间隙。初步松解无法完成后髁骨赘清理和后方关节囊的彻底松解，也无法完成胫骨平台后内侧缩窄操作，在进行间隙评估时应提前预留出后续操作对间隙产生进一步影响的余量。

6. 安装假体，闭合切口

三、总结

作为国内最早开展 MAKO 人工全膝关节置换术的中心之一，我中心验证了机器人辅助人工全膝关节置换术能够获得精准的截骨和较为满意的软组织平衡，同时能够一定程度地避免医源性损伤的发生。这些结果与国内外已有的研究结果一致，在本书的前面章节已经有所介绍。

经过我中心统计研究，机器人导航系统显示的矢状面力线与传统意义上的膝关节矢状面力线存在差异，这是由于机器人导航系统的矢状面力线是基于股骨头中心、膝关节中心和踝关节中心生成，而传统意义上对膝关节屈伸角度的评估是基于局部，即股骨下段与胫骨上段之间成角进行评估。与传统截骨器械对比，机器人辅助手术获得的胫骨后倾更小（差异约 2.40°）；与传统髓内定位器械相比，机器人辅助手术获得的股骨屈曲角度更小（差异约 2.46°）。综合上述差异，机器人辅助手术后所显示的膝关节屈曲与关节外科医生所习惯的膝关节屈伸角度之间存在约 4.63° 的差异，即当传统手术认为膝关节已经完全伸直的情况下，机器人导航系统仍然会显示存在屈曲；反之，当机器人导航系统显示膝关节完全伸直或存在过伸时，则实际膝关节已经位于反屈的状态，即发生了伸直间隙过大的情况，此时需要格外谨慎。

张　卓　柴　伟　编，李海峰　审校

附　典型病例

病例 1

1. 女性 63 岁，双膝骨关节炎。

2. MAKO 机器人辅助右侧人工全膝关节置换术（测量截骨法）（图 4-1-27、图 4-1-28）。

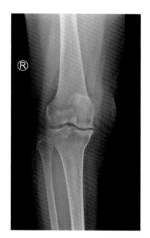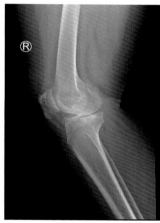

图 4-1-27　术前膝关节正侧位 X 线片

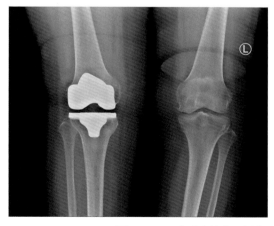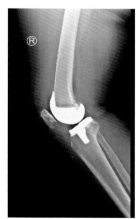

图 4-1-28　术后膝关节正侧位 X 线片

病例 2

1. 女性 66 岁，右膝骨关节炎。

2. MAKO 机器人辅助右侧人工全膝关节置换术（间隙平衡法）（图 4-1-29、

图 4-1-30）。

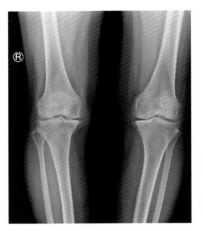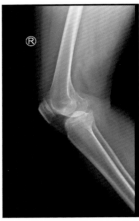

图 4-1-29　术前膝关节正侧位 X 线片

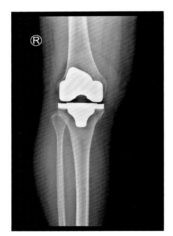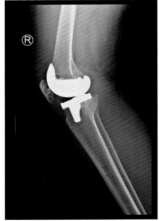

图 4-1-30　术后膝关节正侧位 X 线片

第二节　元化锟铻机器人辅助人工全膝关节置换术

一、简介

- 2019 年，元化锟铻机器人辅助全膝关节置换手术导航定位系统完成产品定型。
- 2021 年 11 月，元化锟铻机器人辅助全膝关节置换手术导航定位系统列入了

NMPA 创新医疗器械。

● 2022 年 4 月获批上市，是当时第一款开放式植入物全膝关节置换手术机器人系统（图 4-2-1）。

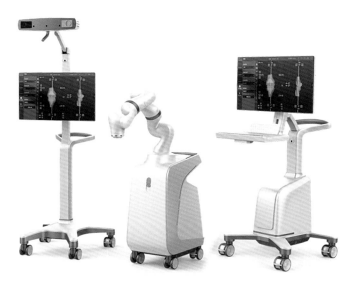

图 4-2-1　元化锟铻机器人手术导航定位系统

● 2023 年 3 月，元化锟铻机器人新增髋关节适应证，成为首个国产自主研发的髋膝关节一体化全骨科手术机器人。

● 目前，元化锟铻机器人已在国内几十家知名医院完成了近千例关节置换手术。

● 元化锟铻机器人拥有高精度的自研导航仪，集成了全膝关节置换与全髋关节置换术式。

● 元化锟铻机器人作为开放平台，可匹配国内外一系列关节假体，能够满足众多的实际临床需求。

二、操作技术

（一）设计原理

锟铻全骨科手术机器人主要由三部分组成（图 4-2-1），分别为机械臂车、导航仪车以及主控台车，各组件具有一定的特点及优势（表 4-2-1）。其中机械臂车在手术过程中的主要用途是承载手术动力工具，克服人为操作误差，辅助医生按照手术计划精准执行手术操作；导航仪车在手术过程中的主要用途是实现对手术工具以及患者骨骼位姿的实时跟踪定位，实现手术操作的全程数字化以及可视化；主控台车在手术过程中负责术前规划软件以及术中导航软件的运行，完成数据处理以及算法执行。这三个主组件相互协作、协调统一地完成一台安全精准的人工全膝关节置换手术。

表 4-2-1　元化锟铻全骨科手术机器人组件及特点

组件	特点
机器臂车	①一机多术式，支持多种骨科手术工具； ②自由度，齿轮驱动，精准活动； ③内置重力补偿系统，持握轻巧平衡； ④自适应平衡底盘，术中固定更稳固； ⑤轻巧机身，便于移动
导航仪车	①标配双目摄像头，高帧率，随动低延迟； ②自研导航系统，视野纵深宽广； ③台车分体式设计，结构紧凑，摆放灵活； ④摄像头及显示器多轴支架，调节范围广
主控台车	①自研系统软件，深度学习； ②术前快速建模，个性化手术方案； ③创新性 30 点配准技术，识别更高效； ④安全边界技术，断电保护软组织术中安全； ⑤人性化 UI 交互界面设计，体验更流畅

机器人辅助膝关节置换工作原理综合了医学影像技术、导航定位技术、机器人控制技术与骨科手术操作等，术前预先进行 CT 扫描，自动分割重建获取骨骼三维模型，并基于相关的解剖标志点规划手术方案。手术过程中，首先通过注册配准技术建立患者与术前 CT 的空间坐标转换关系，然后导航仪系统通过实时跟踪患者骨骼安装的示踪器，实时收集患者骨骼位姿数据，最后经主控台车运算处理，实时计算并显示手术过程中膝关节下肢力线、间隙及平衡、截骨进程等数据，为医生提供直观的术中参考信息，以便做出客观评价，精准安全完成手术操作。

（二）导航工具

为确保手术的精准，元化锟铻机器人配套一系列导航工具（图 4-2-2）。

（三）术前准备

1. CT 扫描与三维重建

（1）术前对膝关节进行 CT 三维扫描，将所获数据以 DICOM 格式导入元化锟铻全骨科手术机器人辅助膝关节置换术前规划软件，然后对 CT 图像进行自动分割与重建，分别生成股骨和胫骨三维模型（图 4-2-3）。

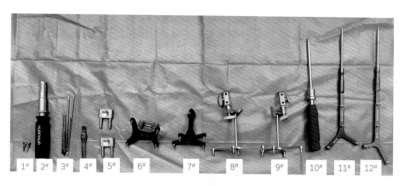

1# 检查钉（正孔*2+侧孔*2）　　　5# 骨钉导向器*2　　　　　9# 胫骨示踪器
2# 检查钉置入器　　　　　　　　　6# 标定器　　　　　　　　　10# 内六角扳手
3# 骨钉（股140mm*2，胫100mm*2）　7# 摆锯示踪器　　　　　　　11# 钝头探针
4# 骨钉适配器　　　　　　　　　　8# 股骨示踪器　　　　　　　12# 尖头探针

图 4-2-2　术中注册配准使用的导航工具包器械

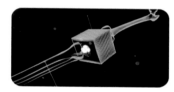

STEP 1　CT 三维重建

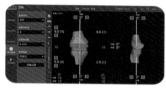

STEP 2　手术方案

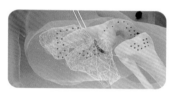

STEP 3　骨面注册

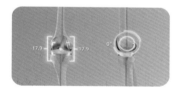

STEP 4　术中实时

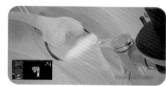

STEP 5　精准导航

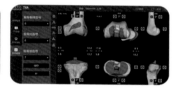

STEP 6　动态测量

图 4-2-3　元化锟铻机器人辅助膝关节置换手术流程

（2）元化锟铻机器人辅助全膝关节置换术要求的常规检查，除了完成术前负重位膝关节正侧位 X 线片及下肢全长 X 线片外，还要进行髋、膝、踝关节 CT 扫描重建。CT 扫描条件和扫描格式见表 4-2-2。

表 4-2-2　元化机器人术前 CT 扫描要求

扫描层间距	膝关节周围 ≤ 1 mm
	髋关节、踝关节周围 ≤ 3 mm
扫描起止顺序	髋→膝→踝
扫描方式	仰卧位，螺旋方式扫描
轴向切片	1∶1 间距
数据格式	符合 DICOM 格式，所有图像均在一个空间下

2.手术规划

基于三维模型及解剖标志点实现手术方案的自动规划，手术方案规划包括假体型号、假体安装位置以及角度等，如下图所示（图4-2-4）。

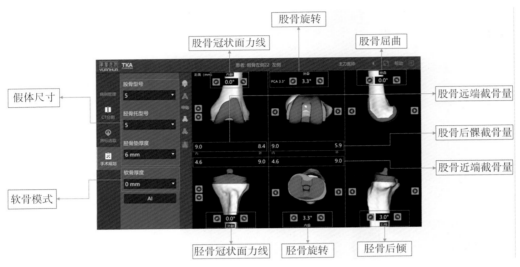

图 4-2-4　术前假体规划及手术方案

有研究也证实了利用 YUANHUA-TKA 系统辅助术者按照术前规划进行精准截骨，术后下肢力线角（Hip-Knee-Ankle angle，HKA）、冠状面股骨组件角（frontal femoral component，FFC）、胫骨组件角（frontal tibia component，FTC）实测值与规划理想值相比，误差均在 3° 以内，这对于全膝关节置换具有良好的辅助作用。

（四）手术技术

1.骨面注册配准

通过建立术前股骨胫骨三维模型，统一机器人系统与患者膝关节空间坐标的关系。分别在股骨和胫骨安装示踪器，通过精准高效的注册算法将示踪器和导航仪互动所得的参数与术前骨模型进行配准计算，完成坐标系转换。

膝关节注册配准包括股骨配准与胫骨配准，分别依次进行点配准、面配准、配准验证与检查点验证。元化锟锘机器人具有创新型 30 点注册配准方案，配准精度误差小于 0.5 mm，达到亚毫米级。为保证配准的精度以及截骨的准确性，请务必注意以下几点：①如果患者骨面有软骨，探针针尖应刺透软骨。②如果患者骨质疏松，探针针尖应避免刺入骨内。③面配准点获取时应避免遮挡股骨示踪器或当前探针的导航盘。④应确保当前使用的探针类型和系统标识的探针一致。⑤如果各面配准点之间的获取位置太近，系统会有警告提示，面配准点获取时应尽量分散。

（1）股骨配准

1）股骨点配准：如图 4-2-5 所示，获取髋关节旋转中心、外上髁、内上髁、股骨远端外侧、股骨远端内侧 5 个界标点。

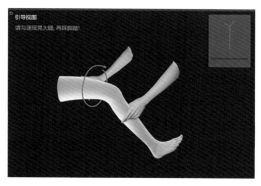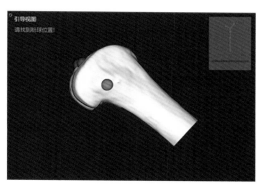

图 4-2-5　股骨侧点配准示意图，获取 5 个界标点例举

2）股骨面配准：按照引导视图（图 4-2-6）获取 30 个点，完成后自动计算。如果患者骨质疏松，应选用钝头探针。

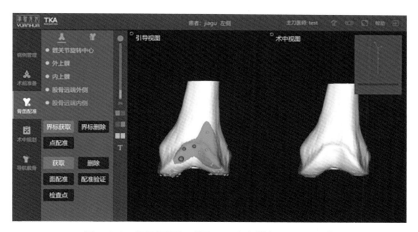

图 4-2-6　据引导图，获取 30 个点进行股骨面配准

3）面配准计算后，检查配准情况：①绿点表示该处配准效果理想；②黄点提示精度误差为 0.5 ～ 1 mm，整体精度较高时可不处理；③红点提示精度误差＞1 mm，需清除后重新获取，再次获取时不要求原位置。

4）股骨配准验证：依次获取图中 5 个配准验证点，蓝色大球变成绿色时，配准验证通过（图 4-2-7）。

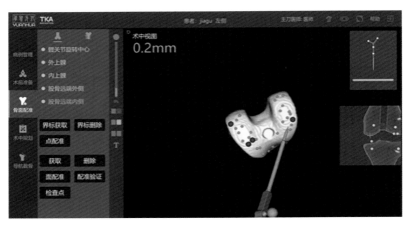

图 4-2-7　选取蓝色大球进行股骨配准验证示意图

（2）胫骨配准

1）胫骨点配准：获取外踝、内踝、胫骨平台中心、胫骨结节 4 个界标点（图 4-2-8）。

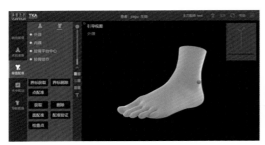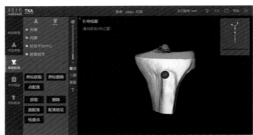

图 4-2-8　胫骨侧点配准示意图，获取 4 个界标点例举

2）胫骨面配准：根据引导视图获取 30 个点，完成后自动计算（图 4-2-9）。

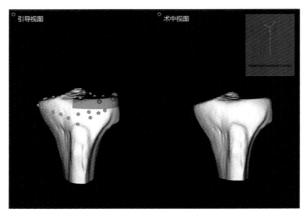

图 4-2-9　根据引导图，获取 30 个点进行胫骨面配准

3）胫骨配准验证：依次获取图中 5 个配准验证点，蓝色大球变成绿色时，配

准验证通过（图 4-2-10）。

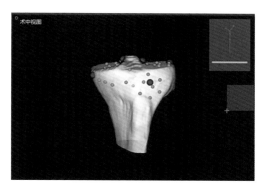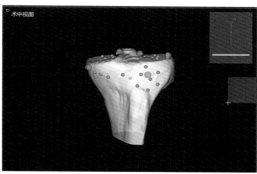

图 4-2-10 选取蓝色大球进行胫骨配准验证示意图

2. 术中实时规划与调节

注册配准后，再根据患者膝关节真实状态测量间隙、力线与软组织平衡情况，实时调整手术计划，帮助膝关节达到理想状态。术中调整规划界面如图 4-2-11 所示。

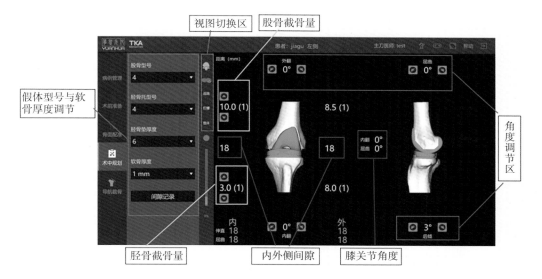

图 4-2-11 术中调整规划界面

术中规划实时调整要点可归纳以下 4 点。

（1）截骨前去骨赘、软骨评估和间隙记录。

（2）在患者伸直位评估伸直间隙，通过调整股骨、胫骨假体内外翻角实现内外侧的伸直间隙平衡。

（3）在患者屈曲位评估屈曲间隙，通过调整股骨外旋角实现内外侧的屈曲间隙平衡。

（4）通过调整股骨后髁截骨量、假体型号等实现伸直屈曲间隙平衡。

3. 导航截骨

（1）医生手持机械臂末端的摆锯，在机械臂辅助下完成膝关节置换截骨操作。在截骨过程中，机械臂可精准执行手术方案，实现亚毫米级截骨。笔者曾在大动物模型上利用 YUANHUA-TKA 系统辅助术者依照术前规划截骨，控制截骨厚度误差＜1 mm、截骨角度误差＜2°，证实了该系统能够辅助术者进行 TKA 手术精准高效的截骨操作。同时，摆锯的运动范围被限制在预定安全范围之内，当锯片超出安全边界或截骨过多时，摆锯会自动断电，既可以防止其对膝关节周围软组织的损伤，也可以有效地避免截骨量过多，提高手术的精准度和安全性。

（2）推荐截骨顺序：胫骨平台－股骨前髁－后髁－后斜－远端－前斜。注意在截前斜面时需要将胫骨高屈曲。

（3）截骨提示界面如下图所示，模型上绿色渲染的为待截区域，白色表示精准截骨，红色表示截骨过多（图 4-2-12）。

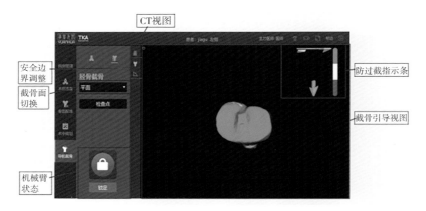

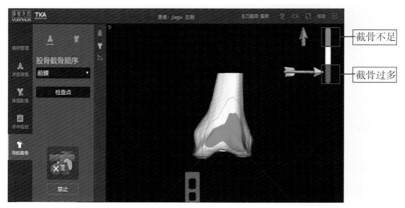

图 4-2-12　截骨提示界面，绿色、白色、红色的不同示意

（4）医生手握摆锯和机械臂握把，由工程师解锁后拖动机械臂直至锯片在截骨平面上，距离骨面一横拳距离（图4-2-13）；长踩脚踏左键，虚握摆锯，机械臂自动对齐至截骨平面；听到语音提示"对齐成功"后，松开脚踏进入截骨模式。当锯片超出安全边界或截骨过多时，摆锯自动断电。注意在"拖动"模式下，机械臂所有关节均需在允许范围下活动，若任一关节活动至极限位置，将触发语音警告，超过极限位置后，机械臂立即锁死。

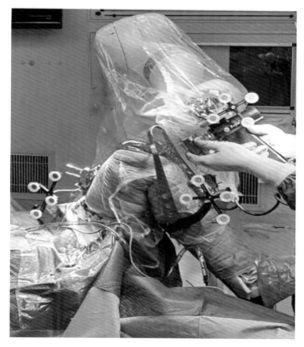

图 4-2-13　机器人辅助截骨操作

（5）医生宜按照系统默认的安全边界进行截骨操作，非必要情况下应避免扩大安全边界或取消安全边界的保护限制。截骨过程中如需扩大安全边界或取消安全边界的保护限制，医生应再次确认当前截骨区域的安全保护措施，否则可能带来不必要的软组织损伤。

4. 动态测量评估

术后可进行手术结果动态测量评估，安装假体试模后再次测量膝关节屈曲间隙、伸直间隙数值以及力线情况，以帮助判断手术是否达到预期的软组织平衡和屈伸状态（图4-2-14）。如需调整规划，可重新调整参数进行二次截骨。

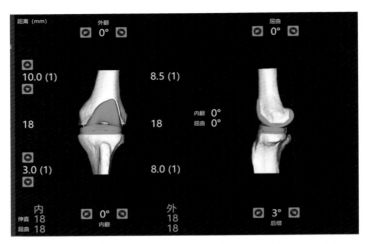

图 4-2-14　安装假体试模后，进行动态测量评估关节间隙及力线

三、总结

　　国产骨科机器人的临床应用及发展具有重要意义，目前使用国产的元化机器人辅助全膝关节置换手术的报道较少。笔者所在团队对元化锟锯机器人辅助全膝关节置换术术后效果进行初步评价，对比研究了早期国产机器人辅助人工全膝关节置换术（RA-TKA）和传统手工全膝关节置换术（CM-TKA）的临床和影像结果将 2020 年 6 ～ 12 月期间 72 例接受初次单侧 TKA 的患者随机分为 RA-TKA 组（37 例，元华骨科机器人系统辅助 TKA）和 CM-TKA 组（35 例，使用传统工具进行 TKA），通过关节活动度（ROM）、美国 KSS 评分以及 WOMAC 评分评价膝关节功能。拍摄术前及术后 90 天负重位膝关节正侧位 X 线片、下肢全长负重 X 线片。将其手术持续时间、失血量、术后膝关节功能、放射学结果、切口以及并发症发生率进行统计比较，并记录和比较术前及术后 1 天、3 天、30 天炎性标志物的变化情况。结果显示，RA-TKA 组的手术时间明显长于 CM-TKA 组（154.3 min vs 115.2 min，$P <$ 0.001）；两组之间的失血量差异无统计学意义（933 mL vs 863 mL，P=0.519）；术后第 1 天中性粒细胞与淋巴细胞比率（NLR），RA-TKA 组显著低于 CM-TKA 组（9.9 vs 12.7，$P < 0.05$）；两组术后深静脉血栓发生率差异无统计学意义；两组术后 90 天意义膝关节 ROM、KSS 和 WOMAC 均较术前显著改善；术后 90 天影像学检查结果发现 RA-TKA 组中胫骨外侧组件（LTC）角度异常值的频率显著较低（3.0% vs 29.4%，P=0.003）。本研究得出的初步结论是 RA-TKA 较 CM-TKA 需要更多的时间，这可能与学习曲线和术中注册相关。两组术后短期膝关节功能差异无统计学意义，

RA-TKA 提高了胫骨假体对齐的准确性，当然尚需要进一步的后续研究调查长期的临床结果。

　　总之，较其他进口关节置换机器人系统，国产骨科机器人系统起步较晚，在便捷及精准截骨方面有待提高，在操作稳定的可重复方面也有进一步改善的空间。由于其临床使用时间尚短，暂无其他相关文献发表，缺乏高质量证据支持。但元化机器人的开放生态、开放平台能够支持多个国内外假体，预示着其具有较宽广的应用前景。

王　宁　柴　伟　编，李海峰　孔祥朋　审校

附 典型病例

1. 男性，67 岁。

2. 诊断：左膝骨关节炎；左侧股骨骨折畸形愈合。

3. 主诉：左膝疼痛 10 年，加重伴活动障碍 1 年。

4. KSS 评分：23 分。

5. 术前、术中及术后相关影像如下（图 4-2-15 ～图 4-2-22）。

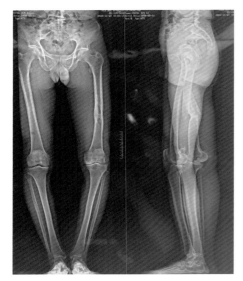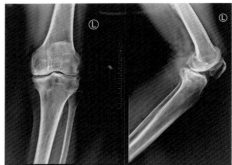

图 4-2-15　术前下肢全长及正侧位 X 线片

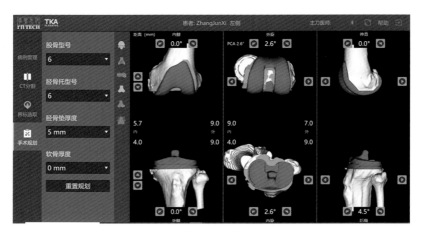

图 4-2-16　元化锟铻机器人术前规划

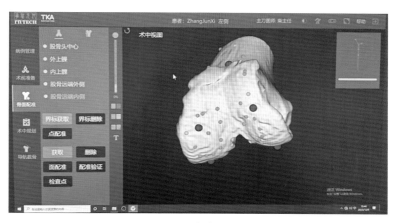

图 4-2-17　术中股骨配准

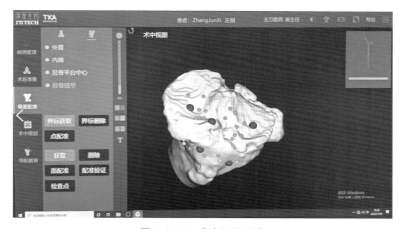

图 4-2-18　术中胫骨配准

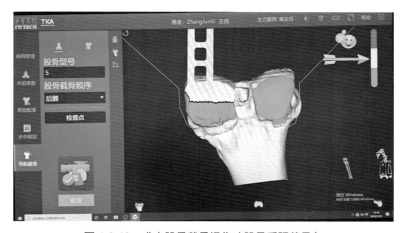

图 4-2-19　术中股骨截骨操作（股骨后髁截骨）

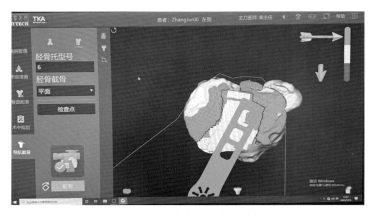

图 4-2-20　术中胫骨截骨操作

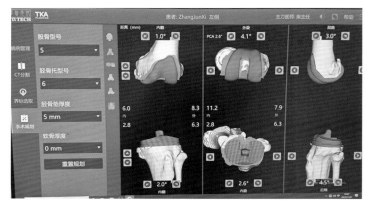

图 4-2-21　最终截骨规划相较于术前计划，术中实时调整使用小 1 号股骨假体

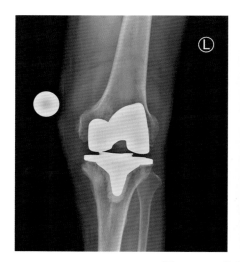
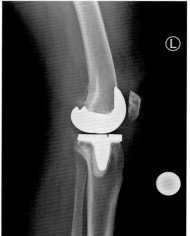

图 4-2-22　术后 X 线片

第三节　微创鸿鹄机器人辅助人工全膝关节置换术

一、简介

● 鸿鹄手术机器人是一款由上海微创医疗科学有限公司开发的用于辅助全膝关节置换的手术机器人。于 2020 年年初研发成功，2020 年 7 月完成首例人体实验，2021 年 9 月完成国产机器人 5G 远程膝关节置换术。截至 2023 年 6 月，其完成500 余台手术。

● 鸿鹄机器人为一款导板式机器人。

● 鸿鹄机器人平台兼容微创公司独特内轴型全膝关节置换系统，形成设备和假体的一体化解决方案。

● 鸿鹄机器人术前规划系统是根据患者术前 CT 扫描数据建立膝关节三维模型，根据患者生理解剖学特征生成个性化假体植入手术方案。

● 鸿鹄机器人术中使用自主研发的高灵巧、轻量化机械臂，人机协同完成精准截骨，术后下肢力线矫正明显优于传统手术，提升手术精准度及效率。

● 鸿鹄机器人能够避免传统手术髓内定位造成的损伤，减少手术并发症，帮助患者术后快速康复。

● 鸿鹄机器人系统由导航控制台和机械臂手术平台两个主体组成（图 4-3-1）。

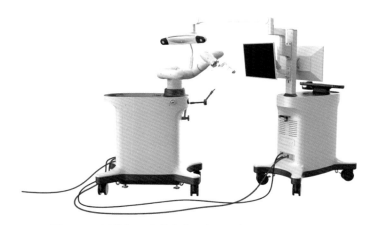

图 4-3-1　鸿鹄机器人的主体设备：导航控制台和机械臂手术平台

● 鸿鹄机器人匹配微创公司的 eMP 内轴膝关节假体系统。

（1）eMP 膝关节假体系统股骨远端厚度为 9 mm，后髁厚度为 10 mm（5 ~ 8 号后髁厚度 11 mm），胫骨托＋最薄衬垫厚度为 10 mm，累计伸直关节间隙厚度为 19 mm，屈曲关节间隙为 20 mm。

（2）eMP 膝关节假体系统股骨侧为单半径同轴假体，正位和侧位的半径均相同（图 4-3-2）。

（3）假体胫骨垫片的内侧为球窝状设计，保证关节屈曲过程中围绕内侧做单半径旋转；外侧为浅盘状设计，允许股骨在高屈曲时向后滑动（图 4-3-3）。

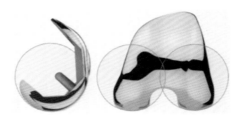

图 4-3-2　eMP 假体股骨侧为单半径同轴假体

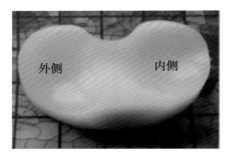

图 4-3-3　胫骨垫片设计

二、操作技术

（一）术前规划

1. 鸿鹄机器人手术规划系统基于术前 CT 扫描结果

术前 CT 检查：①拍摄参数中，层厚 ≤ 1 mm；②拍摄范围中，术侧下肢全长（由患侧髂前上棘到跟骨，需包含髋关节、膝关节和踝关节）；③窗宽窗位中，骨窗保证患者骨骼清晰，无伪影；④ CT 文档格式为 DICOM 格式，不接受 jpg 或者其他格式图像；⑤受试者拍摄体位方面，患者仰卧位，固定双下肢处于旋转中立位，膝关节尽量伸直，双足内旋15°，脚尖向上，双侧足拇指相接触。拍摄 CT 时保证头部先进。

2. 解剖参考

（1）股骨机械轴的定义是股骨头中心到髁间窝的连线。

（2）胫骨机械轴的定义是胫骨平台中心到踝穴中心的连线。

（3）关节线夹角的定义是股骨在冠状面股骨远端内外髁连线与胫骨在冠状面内外侧平台低点连线之间的夹角。

（4）股骨和胫骨规划（图 4-3-4）：①初步确定股骨、胫骨截骨量及假体型号；②股骨远端初始截骨量设置为 7 mm（默认软骨厚 2 mm）；③胫骨近端初始截骨量设置为 7 mm（默认软骨厚 2 mm）；④股骨、胫骨内翻角是截骨线与机械轴的夹角，默认为 0°；⑤股骨前倾是假体与股骨矢状面机械轴夹角，默认 0°；⑥股骨内旋是假体与通髁线夹角，默认 0°；⑦胫骨后倾是胫骨假体与胫骨矢状面机械轴夹角，默认 3°；⑧胫骨内旋是胫骨假体中心线与后叉止点 – 平台中心 – 胫骨结节中内 1/3 的夹角。

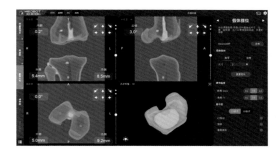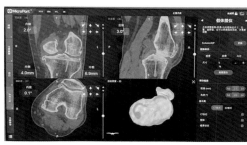
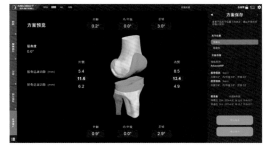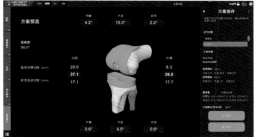

图 4-3-4　术前规划显示的初始截骨和假体摆放计划

（二）手术操作

1. 患者体位及设备摆位

患者取平卧位。在进行消毒之前，以手术床和患者术侧膝关节为中心进行机器人的初步摆放，确保其所有靶标均位于光学追踪设备的最佳视野（图 4-3-5）。

2. 配准前准备

（1）术侧肢体需在膝关节支撑架及导轨辅助下固定并操作。

（2）机械臂台车在术侧，并覆盖无菌套。

（3）术前进行机械臂末端截骨导板校准（图4-3-6）。

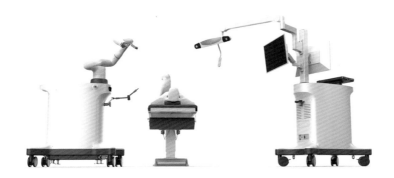

图4-3-5　膝关节置换手术导航定位系统摆位示意图

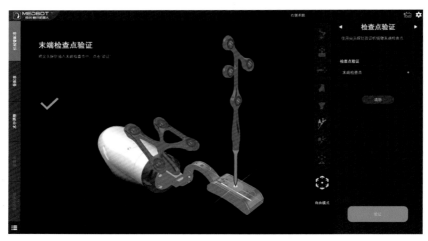

图4-3-6　术前进行机械臂末端截骨导板校准

（4）术前进行机械臂校准（图4-3-7）。

（5）术前进行探针校准（图4-3-8）。

（6）腿部固定：将术肢摆正在膝关节支撑架上（术肢摆位原则是尽可能屈髋、屈膝，具体屈曲角度由医生视患者情况决定），在术肢和膝关节支撑架之间垫无菌纱布（防止硌伤皮肤），助手医生将滑块固定，同时调整螺纹针固定的位置。

3. 手术技术

（1）患者取平卧位，全身麻醉后于术侧大腿根部固定气囊止血带。

（2）常规消毒铺巾，同时工程师协助器械护士完成机器人机械臂注册。

（3）助手安装下肢台上固定架。

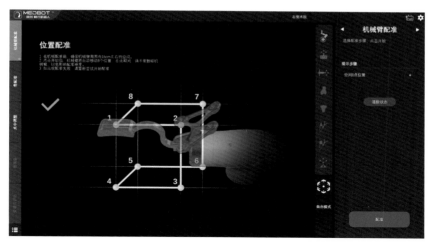

图 4-3-7　术前进行机械臂校准

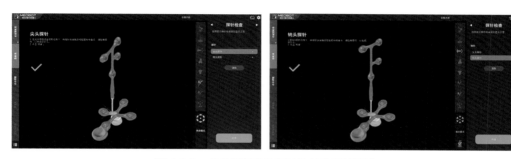

图 4-3-8　术前进行尖头探针和钝头探针校准

（4）术者分别于股骨远端及胫骨近端安装导航靶标（图 4-3-9、图 4-3-10）。

（5）行股骨头中心、内踝、外踝注册（图 4-3-11 ~ 图 4-3-13）。

（6）在股骨、胫骨侧各打入 1 枚标记钉（图 4-3-14）。

（7）取膝前正中切口，逐层切开并显露膝关节。

（8）外翻髌骨，去除增生滑膜、半月板及前交叉韧带。

（9）根据导航工作台显示的蓝点，用探针完成股骨远端及胫骨近端表面 80 个标记点的注册（图 4-3-15、图 4-3-16）。

（10）去除胫骨及股骨骨赘，清理残余滑膜、半月板。

（11）机器人机械臂就位，用探针注册摆锯及标记钉，根据导航显示逐一截除股骨远端及胫骨近端绿色部分骨块,共包括股骨 5 个平面和胫骨 1 个平面(图 4-3-17)。

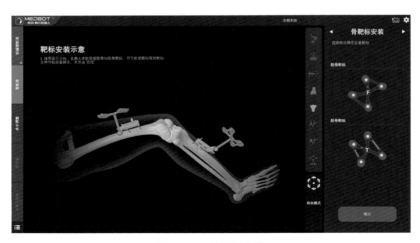

图 4-3-9　骨靶标安装

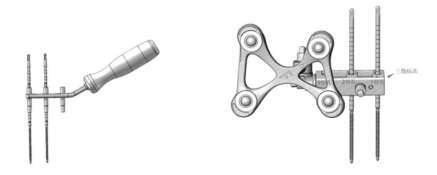

图 4-3-10　骨靶标安装细节

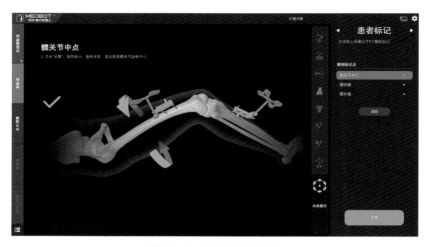

图 4-3-11　股骨头中心注册

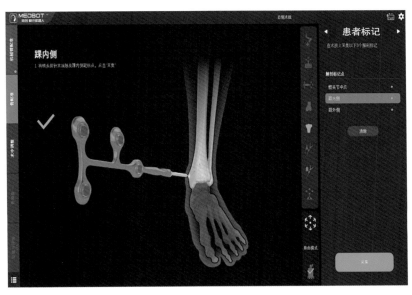

图 4-3-12 内踝注册

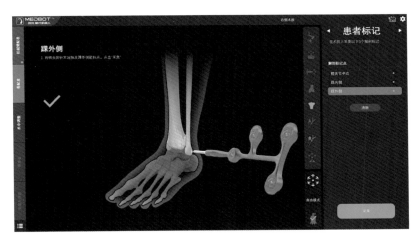

图 4-3-13 外踝注册

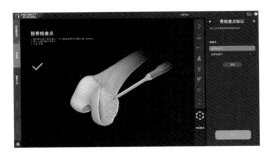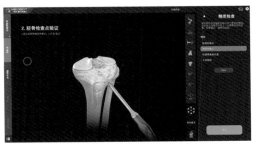

图 4-3-14 股骨及胫骨标记点安装及注册验证

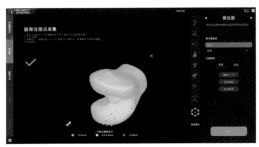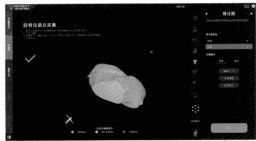

图 4-3-15　股骨及胫骨注册点采集

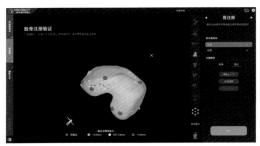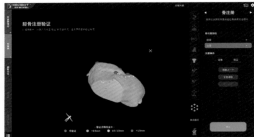

图 4-3-16　股骨及胫骨注册点验证

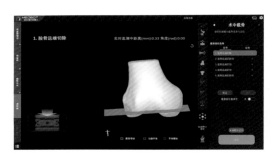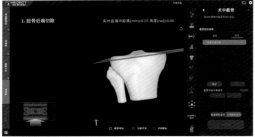

图 4-3-17　在机械臂导板导引下完成股骨及胫骨截骨

（12）完成胫骨平台骨床制作。

（13）安装膝关节假体试模，调整关节屈伸及其内、外翻松紧度。

（14）取出试模，修整髌骨，冲洗，安放骨水泥型假体。

（15）再次冲洗，去除股骨、胫骨侧标记钉和靶标，注射止痛药，缝合切口。

三、总结

鸿鹄手术机器人是首款搭载中国企业自主研发、自有知识产权机械臂的骨科手术机器人，也是首款获美国食品药品监督管理局（FDA）认证的国产手术机器人，其具有以下优势。①个性化规划。术前医生根据患者 CT 数据，通过自动分割算法精准重建关节模型，标记患者生理解剖学特征点/线，生成个性化假体植入手术方案。②精准截骨：术前、术中精准配准融合，配准算法引入解剖标志计算约束，提升精度。通过重力补偿算法克服不同姿态影响，截骨工具前端结合光学导航引导，精度更高且能消除运动累积误差。轻量化高灵巧机械臂实现规划的手术截骨定位，精准恢复患者的下肢力线，降低手术操作时对医生经验的依赖。

　　国产"鸿鹄"机器人临床应用时间较短，尚缺少大量研究证明其疗效。2021 年，夏润之等率先发表了鸿鹄机器人辅助 TKA 的早期临床研究，共纳入 5 例患者，结果提示"鸿鹄"机器人辅助手术的实际截骨量与预期截骨量差异无统计学意义，且 HKA 相比术前更接近 180°。2023 年，安浩铭等选择 54 例（54 膝）TKA 患者探讨国产"鸿鹄"机器人辅助 TKA 与传统 TKA 的近期疗效差异，将患者分两组，一组 27 例行传统 TKA，另一组 27 例行"鸿鹄"机器人辅助下 TKA。结果显示，两组手术均顺利完成，两组手术时间及术中出血量，差异无统计学意义（$P > 0.05$）；两组术后 6 个月随访，美国膝关节协会评分（KSS）、西安大略和麦克马斯特大学骨关节炎评分（WOMAC）、疼痛视觉模拟评分（VAS）及膝关节活动度均较术前改善（$P < 0.05$）。两组上述指标手术前后差值以及术后 6 个月关节置换术后关节评分（FJS）评分比较均无统计学意义（$P > 0.05$）。X 线片复查示患者下肢力线均改善，膝关节假体位置良好，随访期间未出现假体松动、感染等严重不良事件。除机器人辅助组 LDFA（$P > 0.05$）外，两组术后 6 个月髋－膝－踝角（hip-knee-ankle angle，HKA）、股骨远端外侧角（lateral distal femoral angle，LDFA）、胫骨近端内侧角（medial proximal tibial angle，MPTA）、胫骨近端后倾角（posterior proximal tibial angle，PPTA）均较术前改善，差异有统计学意义（$P < 0.05$）。作者认为，"鸿鹄"机器人辅助 TKA 是治疗膝关节骨关节炎的有效方法之一，术后近期疗效满意。

李海峰　柴　伟　余方圆　编，张　卓　审校

附 典型病例

1. 基本情况

（1）患者男性，62 岁。

（2）170 cm，87 kg。

（3）右膝疼痛 10 年，加重 3 年，右股骨骨折内固定术后 1 年（图 4-3-18）。

（4）ROM：115°-0°-0°。

（5）诊断：右膝骨关节炎，右膝骨折术后，左膝 TKA 术后。

（6）拟行鸿鹄机器人辅助右膝 TKA 术。

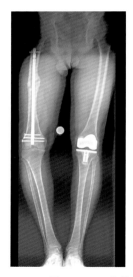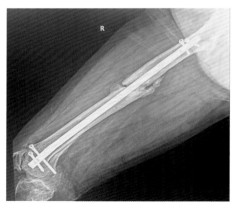

图 4-3-18　术前 X 线片显示股骨中段骨折、髓内钉存留

2. 手术难点

（1）髓内钉装置存留，髓内杆无法置入。患者骨折端愈合欠佳，患者拒绝取出内固定。

（2）髓内钉尾端结构阻挡，无法行髁间截骨，普通 PS 假体无法使用。

（3）股骨远端可能存在旋转对线不良。

（4）核心问题：间隙平衡困难，需平衡内外、屈伸、旋转。

3. 手术过程

（1）安放胫骨参考架，显露膝关节，安放股骨参考架，切除前后交叉韧带、内外侧半月板，进行股骨和胫骨注册。

（2）初始时伸直外侧间隙 19 mm，内侧间隙 13 mm，表示内外侧不平衡。进行内侧软组织袖套剥离，同时清除内侧骨赘，释放韧带张力，去除髁间和后方骨赘。

（3）使用适当厚度的弧形撑开勺，测试伸直内外侧至稳定平衡。

（4）平衡目标：撑开至稳定伸直状态时，截骨面夹角在 3° 以内。

（5）调整假体内外翻，将伸直间隙夹角调至 0°，伸直位平衡完成。

（6）使用勺形撑开器于屈膝 90° 将屈曲间隙撑开至稳定状态。

（7）检查屈曲间隙，此时屈曲间隙严重不平衡，内侧为 23 mm，外侧为 17 mm。

（8）调整股骨假体旋转位置（内旋）。

（9）将屈曲间隙内外侧调整至相等。

（10）调整股骨远端截骨量，屈曲间隙 = 伸直间隙。

（11）最终松解结果：伸直间隙为外 19.9 mm、内 19.2 mm，屈曲间隙为外 19.7 mm、内 20.2 mm。

（12）机械臂辅助截骨。

（13）增大胫骨外旋，优化髌骨轨迹。

（14）髌骨置换，优化髌骨轨迹。

（15）假体安装完成，验证髌骨轨迹良好。

4. 术后 X 线片（图 4-3-19）

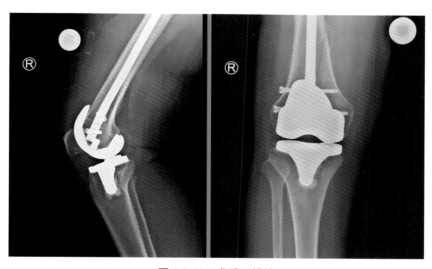

图 4-3-19　术后 X 线片

第四节　和华机器人辅助人工全膝关节置换术

一、简介

● 2018 年，和华瑞博成立，致力于骨科手术机器人的研发制造及外科手术智能管理平台的开发建设。

● 2022 年 1 月，和华机器人（HURWA）成为国内首款获得 NMPA 认证的国产膝关节机器人。

● 2023 年 5 月，和华瑞博全新产品 KHRobot-6800 获 NMPA 上市批准，适应证包括全膝关节置换术和全髋关节置换术以及股骨、胫骨截骨手术。

● 目前，和华机器人（HURWA）已在国内 120 余家医院完成超过 2800 例手术。

● 和华机器人能够兼顾髋膝关节置换，兼容股骨、胫骨截骨，开创了业内"自动定位操作型"手术机器人先河，助力医生精准完成手术。

二、操作技术

（一）术前准备

1. 术前影像学检查

（1）常规的膝关节负重位正侧位 X 线片、下肢全长 X 线片。

（2）术前 CT 检查：①拍摄参数中，层厚 0.625 mm；②拍摄范围为术侧下肢全长（也可拍摄双下肢全长，需包含髋关节、膝关节和踝关节）；③窗宽窗位为骨窗，保证患者骨骼清晰，无伪影；④ CT 文档格式为 DICOM 格式；⑤受试者拍摄体位为双下肢中立位，脚尖向上，尽量伸直，拍摄 CT 时保证头部先进。

2. 术前规划

（1）选择匹配的膝关节假体。

（2）股骨和胫骨规划（图 4-4-1）：①初步确定股骨、胫骨截骨量及假体型号。②根据假体厚度确定初始股骨和胫骨截骨量，默认软骨厚度为 2 mm，如果股骨假体远端厚度为 9 mm，胫骨托＋最薄衬垫厚度为 9 mm，那股骨远端初始截骨量设置为 7 mm，胫骨近端初始截骨量设置为 7 mm，有屈曲畸形者适当加截股骨远端（畸形 10° 加截 1 mm）。③股骨机械轴是股骨头中心到髁间窝的连线，胫骨机械轴是胫骨平台中心到踝穴中心的连线。④股骨、胫骨内翻角是截骨线与机械轴的夹角，默认为 0°。⑤关节线夹角是股骨在冠状面股骨远端内外髁连线与胫骨在冠状面内外侧平台低点连线之间的夹角。⑥股骨前倾是股骨假体与股骨矢状面机械轴夹角，默认 0°。⑦股骨内旋是假体与通髁线夹角，默认 0°。⑧胫骨后倾是胫骨假体与胫骨矢状面机械轴夹角，默认 3°。⑨胫骨内旋是胫骨假体中心线与后叉止点 – 平台中心 – 胫骨结节中内 1/3 的夹角。

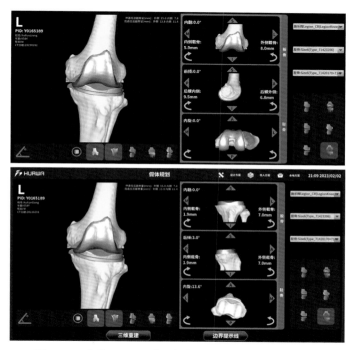

图 4-4-1 和华 -TKA 冠状面规划初始截骨和假体摆放计划

（二）手术技术

1. 手术准备

（1）膝关节手术导航系统的操作流程主要由术前准备、截骨前准备、截骨、假体安装几个主要步骤构成。其中假体安装步骤同传统手术，无手术机器人系统参与。手术过程由主刀医师、助手、巡回护士、器械护士、临床工程师共同完成。

（2）术前准备指患者在麻醉开始前进行的手术相关准备工作，包括设备准备、软件准备、器械准备、摆体位以及患者信息的三方核对。

（3）截骨前准备主要包含手术器械开包、手术器械组装、消毒铺单、导航定位架安装、膝关节支撑架安装、设备摆放、配准这七个主要操作步骤。

（4）截骨即在导航设备下由主刀医生手持机械臂控制末端刀具进行截骨制备（含试模安装），同时根据术中情况调整手术方案。

（5）截骨完成后根据经典膝关节手术流程安装假体，完成手术。

2. 配准前准备

（1）由于术肢需要膝关节支撑架固定（图 4-4-2），因此需拆除术侧大腿以下的床垫，术肢下垫小、大单防止床框过硬硌伤患肢软组织（注意小、大单须在消毒铺单前撤掉）。

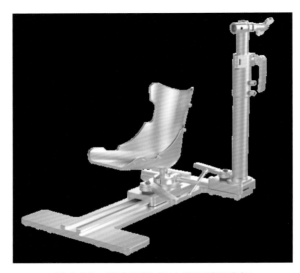

图 4-4-2　配合和华 -TKA 的下肢固定架

注：使用 8# 手套包裹脚部，用无菌绷带通过"8"字法将套好手套的脚和脚托捆绑固定，足跟及小腿后侧需用厚棉垫保护，内外踝尽量避免缠绕过多绷带以免影响配准

（2）为保证最大限度的屈髋、屈膝，患者臀部需尽量靠近拆除床垫的床框边缘。

（3）止血带安装同常规全膝关节置换术一致。

（4）机械臂台车在术侧，导航控制台在对侧（图 4-4-3）。

（5）消毒及铺单：消毒及铺单顺序同常规全膝关节置换手术，止血带安装同常规全膝关节置换手术，截骨前再充气加压。

（6）进行刀具验证（图 4-4-4）。

（7）机械臂台车套无菌膜。

（8）腿部固定：将术肢摆正在膝关节支撑架上（术肢摆位原则是尽可能屈髋、屈膝，具体屈曲角度由医生视患者情况决定），在术肢和膝关节支撑架之间垫无菌纱布（防止硌伤皮肤），助手医生将滑块固定，同时调整螺纹针固定的位置。

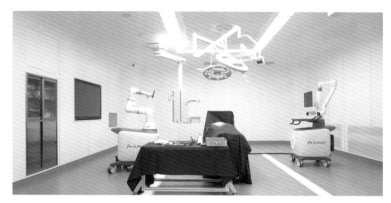

图 4-4-3　和华 -TKA 手术室布局

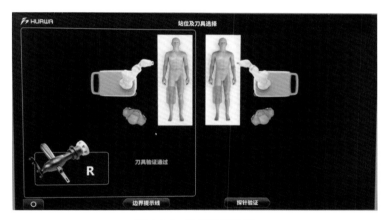

图 4-4-4　进行刀具验证

3. 安装参考架

（1）参考架固定钉为单皮质固定钉，注意固定牢固、避免松动，手术过程中一旦参考架松动，则需要重新注册，很有可能造成机器人手术失败，所以参考架一定要固定牢靠，术者和助手在手术过程中尽量不要触碰参考架。

（2）胫骨参考架：在胫骨中段胫骨脊处开一个约 3 mm 的纵行小口，将动力前方限深骨钻穿过钻头导引器，用弯钳撑开小口，将骨钻头伸入小口内，探到皮质骨表面，将钻头导引器微拧紧后钻孔。钻孔后取出限深骨钻和钻头导引器，用第 1 枚固定钉将胫骨定位架预固定于胫骨上（不要固定太紧），将定位架旋开以显露出第二个孔的位置，再切一个 3 mm 的纵行小口，用弯钳撑开小口，旋回定位架，通过钻头导引器钻孔。钻孔后取出限深骨钻和钻头导引器，用第 2 枚固定钉固定胫骨定位架，胫骨定位架和胫骨皮质为非接触式固定（避免压坏胫骨前方皮肤）。在实际打入胫骨参考架的过程中，胫骨嵴的位置比较难打入固定钉，所以可以将固定钉的位置放在胫骨嵴内侧。

（3）股骨参考架：在切口内股骨近端安装股骨定位架，将钻头导引器固定在股骨定位架上，将动力前方限深骨钻穿过钻头导引器，在股骨合适的位置钻孔。钻孔后取出限深骨钻，用固定钉将股骨定位架固定于股骨上，股骨定位架和股骨皮质为接触式固定。依照上述顺序，股骨定位架的固定需要3枚固定钉，注意股骨定位架应尽量远离截骨平面（图4-4-5）。

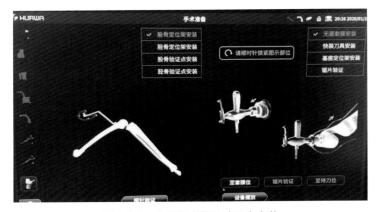

图 4-4-5　参考架安装及验证点安装

（4）参考架支架套筒固定在骨皮质表面，避免发生晃动。

（5）调整参考架的反光盘朝向 NDI 发射接收器，确保在膝关节屈伸和髋关节旋转过程中始终可见。

4. 注册准备

（1）手术显露：手术显露按照术者习惯进行，完成骨注册前不要去除骨赘。

（2）验证点（图4-4-6）：选择股骨上具有特征性且截骨时不会被截到的位置，用电刀在该特征点处做标记，用尖头探针尖端抵住该标记，踩住中间主脚踏，界面上出现绿色进度条，进度条完成后，股骨验证点注册完毕，松开脚踏，踩下脚踏右上键，完成股骨验证点姿态注册。胫骨验证点注册和胫骨验证点姿态注册同股骨注册步骤。

5. 骨注册

（1）确定踝关节中心：使用钝探针标记内踝和外踝最突出的骨性部分。

（2）骨面标志点精确注册（图4-4-7）。

1）骨注册前不要去除骨赘。

2）使用锐探针按系统提示顺序完成股骨和胫骨标志点的精确注册：①尖头探

针的尖端要刺破软骨、抵住皮质骨。②尖头探针尽量垂直骨面并面向导航仪。③所采点尽可能均匀、完整地分布在显露的骨骼上，避免在小范围内集中、大量采集。

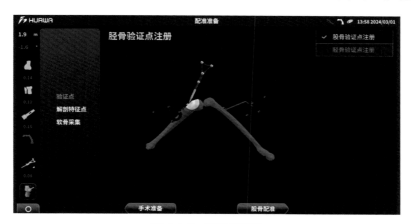

图 4-4-6 验证点注册

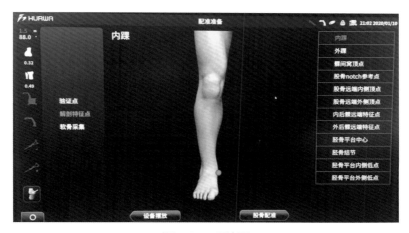

图 4-4-7 骨注册

（3）骨注册验证

1）骨注册验证是指注册的骨表面与 CT 骨模型之间差异的验证过程，精确的骨表面注册有助于提高手术的精确性。

2）如果配准精度不理想，由工程师使用"旋转平移"功能进行调整，若调整后仍不理想，则需重复配准操作。

6. 调整并确认手术规划

（1）笔者的习惯是首先进行间隙平衡，然后进行截骨。术者先处理伸直间隙，伸直膝关节，在测量勺的辅助下让内外侧副韧带保持相等张力，观察在这种情况下下肢力线及膝关节内外侧的间隙（图 4-4-8）状态。如果内外侧间隙不平衡，则通过去除骨赘、软组织松解、调整胫骨或股骨假体内外翻角度的方式使内外侧间隙达到平衡状态。需要注意的是，胫骨平台默认内翻0°，如将胫骨平台内翻至1°，则最终力线即使显示0°，实际的下肢力线仍然内翻1°。如术者想调整胫骨或股骨假体，则需要在显示力线的基础上加上股骨和胫骨假体翻转角度，这才是实际力线。

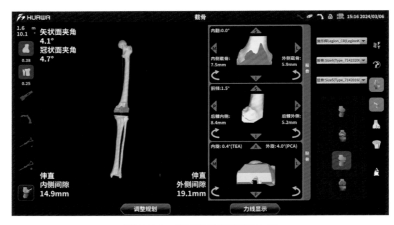

图 4-4-8　观察伸直间隙及力线

（2）其次处理屈曲间隙，使膝关节屈曲90°，观察屈曲间隙（图 4-4-9），可以通过调整股骨内外旋、胫骨后倾等方式使屈曲间隙平衡，最终做到伸直间隙与屈曲间隙平衡。

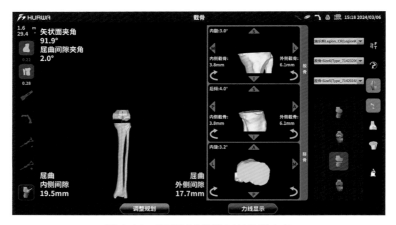

图 4-4-9　观察屈曲间隙及关节线夹角

（3）总体而言，此步骤的核心是在机器人的帮助下进行间隙平衡，综合考虑假体位置及型号、软组织松解、下肢力线等情况，取得最优解。

7. 机械臂辅助截骨

在达到平衡后，就可以开始截骨（图 4-4-10）。首先屈曲膝关节，然后用螺纹针将股骨固定于腿固定支架上，此步的目的是使膝关节在截骨过程中尽量保持稳定。工程师将机械臂台车移动到合适位置，术者将验证复位架安放于机械臂摆据上，机械臂开始自动定位，待定位结束后取下验证复位架，准备截骨。笔者截骨的顺序一般是股骨后斜、前斜、远端、前髁、后髁，然后是胫骨平台。系统限定实际操作的角度与规划平面之间的角度不能超过 1.5°，距离正负不能超过 1 mm，一旦超过这个范围，就会触发自动断电，又因机械臂刚度有限，所以术者在截骨过程中尽量保持膝关节稳定，从后方轻轻前推机械臂把手，不要上移或下压机械臂把手，避免超过设定范围。另外注意不要超过安全边界，这是对周围软组织的保护，一旦触及也回触发自动断电。截骨后首先要取下螺纹针，否则会引起股骨骨折。

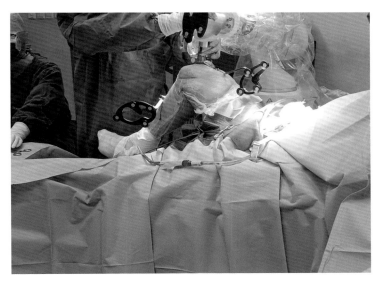

图 4-4-10　和华机器人辅助截骨手术

8. 再次进行验证并安装假体

截骨后工程师移走机械臂台车，术者去除截骨块，安装假体试模，再次验证内外侧间隙及下肢力线并进行调整，此时很难调整假体位置，只能松解软组织或者清理骨赘，待调整合适后移除参考架，按照常规程序安装假体，缝合手术切口。

三、总结

Chen 等采用 10 只绵羊初步验证和华机器人辅助 TKA 的准确性和安全性，在使用机器人完成截骨手术前后，对绵羊的胫骨、股骨行 CT 扫描，测量术前规划误差。结果发现，与术前股骨手术计划相比，术后的总体准确性分别为 1.93° ± 1.02° 和

1.93°±1.23°；胫骨的总体精度同样较高，分别为（1.26°±1.04°）和（1.68°±0.92°）；远端切口、前斜、前髁、后斜、后髁在内侧的间隙距离分别为（0.47±0.35）mm、（0.41±0.37）mm、（0.12±0.26）mm、（0.41±0.44）mm、（0.12±0.23）mm。作者认为，根据绵羊试验结果，和华机器人辅助技术是一种准确、安全的 TKA 手术工具。

Li 等采用假骨来验证和华机器人的准确性，分别使用机器人和手工手术进行假骨 TKA 操作，并将截骨后的胫骨、股骨采用结构化光扫描系统进行扫描，记录股骨冠状面和矢状面测量值，以及胫骨冠状面和矢状面测量值。结果发现，与传统手工技术相比，和华机器人辅助系统中所有骨切除水平的准确性均低于 0.6 mm（标准差 SD < 0.6 mm），所有骨切除角度均低于 0.6°（SD < 0.4°）。数据表明，和华机器人辅助系统可以显著提高骨切除水平和角度的准确性。

总之，和华 -TKA 具有以下优势：①术前下肢全长 CT 扫描并进行三维重建，可以更好地发现关节外畸形，有助于把控整体力线；②真正截骨前可以判断间隙是否平衡，并可以不断调整假体位置，避免摸着石头过河，在把握原则的前提下适度妥协；③可以做到精准截骨，更好地实现医生的意图。和华 -TKA 还有一些缺点：①会出现机器人相关特有并发症，如参考架松动、钉道感染等；②会延长手术时间，注册、截骨需要花费更多时间；③当下肢晃动过大时无法进行截骨；④需要更大的手术间，更多地辅助等。如何更好地发挥机器人的长处，避免短处，是每一名关节外科医生需要考虑的问题。

李　想　张浩冲　编，柴　伟　李海峰　审校

附 典型病例

1. 患者基本情况

（1）患者女性，67 岁。

（2）身高 153 cm，体重 67 kg。

（3）双膝疼痛 13 年，加重 3 个月。

（4）53 年前（14 岁）因双膝内翻畸形行截骨矫形术。

（5）ROM：110°-0°-0°。

2. 术前影像学检查及外观（图 4-4-11、图 4-4-12）。

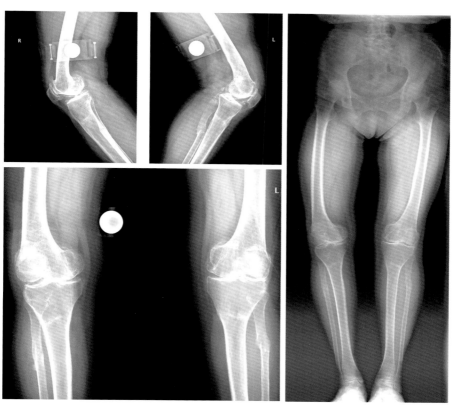

图 4-4-11 术前 X 线片

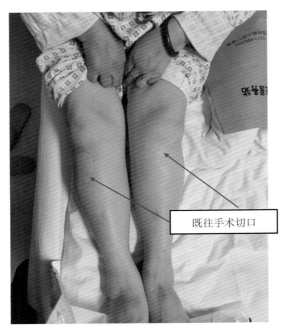

图 4-4-12　术前外观照

3. 手术难点

（1）关节外畸形：MPTA=96°，LDFA=94°。

（2）下肢骨骼发育异常。

（3）骨骼结构小。

（4）旋转对线不良，膝关节整体外旋，髌骨半脱位。

（5）核心问题是间隙平衡困难，需平衡内外、屈伸、旋转。

4. 手术过程

（1）安放胫骨参考架，显露膝关节，安放股骨参考架，切除前后交叉韧带、内外侧半月板，股骨和胫骨注册。

（2）初始时伸直外侧间隙 19.5 mm，内侧间隙 10.3 mm，表示内外侧不平衡。进行内侧软组织袖套剥离，同时清除内侧骨赘，释放韧带张力，去除髁间和后方骨赘。

（3）使用适当厚度的弧形撑开勺，测试时伸直内外侧至稳定平衡。

（4）平衡目标：撑开至稳定伸直状态时，截骨面夹角在3°以内。

（5）调整假体内外翻，将伸直间隙夹角调至0°，伸直位平衡完成。

（6）使用勺形撑开器于屈膝90°时将屈曲间隙撑开至稳定状态。

（7）检查屈曲间隙，此时屈曲间隙严重不平衡，内侧为 23 mm，外侧为 17 mm。

（8）调整股骨假体旋转位置（内旋）。

（9）将屈曲间隙内外侧调整至相等。

（10）调整股骨远端截骨量，屈曲间隙＝伸直间隙。

（11）最终松解结果中，伸直间隙为外 19.9 mm、内 19.2 mm，屈曲间隙为外
19.7 mm、内 20.2 mm。

（12）机械臂辅助截骨。

（13）增大胫骨外旋，优化髌骨轨迹。

（14）髌骨置换，优化髌骨轨迹。

（15）假体安装完成，验证髌骨轨迹良好。

5. 术后 X 线片（图 4-4-13）

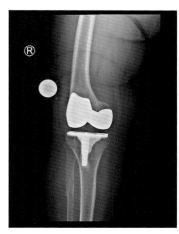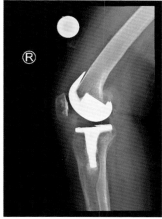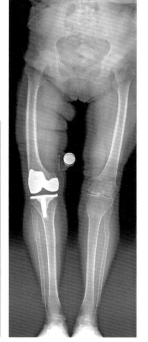

图 4-4-13 术后 X 线片

第五节 KNEE 3 导航辅助人工全膝关节置换术

一、简介

● Brainlab 公司于 1989 年由 Stefan Vilsmeier 创立。

● 2013 年公司推出了模块化软件 Elements 应用程序，为骨科手术提供全面解决方案。

●该技术已在全球 3000 多家医疗机构中应用，包括术前规划、术中成像和术后评估等全过程。

● KNEE 3 系统是 Brainlab 的创新导航软件，具有快速注册、理想平衡和精准截骨等特点，为外科医生提供数字化工具，可实时评估膝关节稳定性，帮助制订个体化治疗方案（图 4-5-1）。

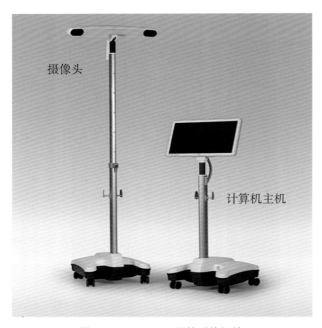

摄像头

计算机主机

图 4-5-1 KNEE 3 导航系统组件

二、操作流程

（一）术前准备

1. 设备摆放（图4-5-2）

（1）摄像头的理想位置是在手术台的对侧，距离主刀医生 1 ~ 1.5 m 的距离，相对于患者脚侧 45° ~ 90°。摄像头内装有激光指示器，当膝关节弯曲时，激光指向膝关节中心。摄像头在使用前应该打开几分钟，因为红外光源需要一些时间才能达到最大效率。任何光源或高反射物体都不应在摄像头的拍摄范围内，因为反光会干扰手术。

（2）屏幕最好放置在主刀医生对侧，靠近摄像头。通过自适应工作流使用户与触摸屏的交互减少到最小。然而，医生有时可能需要在屏幕上进行输入操作（例如调整植入物的大小），此时可选用脚踏开关或无菌监视器遮光布优化导航系统的操作。

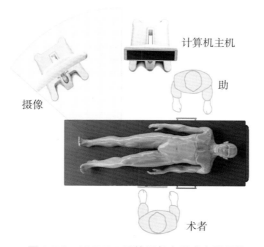

计算机主机

助

摄像

术者

图 4-5-2　KNEE 3 导航设备在手术室的摆放

2. 软件启动和患者选择

（1）按屏幕上相应的图标启动 KNEE3 Motion 工作流，输入患者姓名和 ID 或从患者列表中选择患者，按"完成"继续。如启动膝关节应用程序，请按"KNEE3 Motion"图标，选择植入物和治疗侧。

（2）默认的截骨设置来自制造商规范，例如胫骨后倾角为 3°，股骨假体屈曲度默认为 3°。KNEE3 中的股骨假体屈曲度是指相对股骨机械轴的角度，而传统仪器中的屈曲度是指相对远端解剖轴或股骨中轴的角度。因此，根据患者群体，中性解剖屈曲度是指相对于机械轴 3°～5°的角度。

（3）这些参数可以根据外科医生的偏好进行更改，并与选定的植入物和患者有关。

3. 设备准备

（1）在器械台上准备带有标记球的仪器，每台手术需要 12 个标记球。将球体拧紧到凹槽上。如果标记没有拧紧，就可能无法在正确的位置检测到仪器；如果标记被弄脏，则检测到的仪器位置可能是错误的。截骨前移除参考阵列以避免弄脏。

（2）Y 型阵列放置在股骨上，T 型阵列放置在胫骨上。导航时，通过这些阵列确定骨骼的位置（图 4-5-3）。

（3）指示器用于配准解剖标记和手术期间的测量。若要确保指示器不会弯曲，请将其放入相应的仪表中。

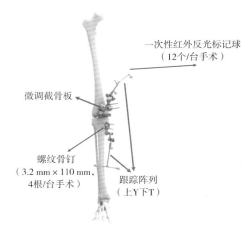

图 4-5-3　Y 型及 T 型阵列分别固定在股骨和胫骨上

4. 显露

根据外科医生选择的模式进行膝关节切开和暴露手术。必须确保各间室切口暴露良好，便于表面置换。暴露之后，需要评估关节炎损伤程度和包括 ACL 在内的韧带情况，切除股骨、胫骨内侧/外侧边缘以及髁间窝中所有突出的骨赘。

5. 胫骨阵列安装

（1）胫骨阵列可放置在切口内侧或外侧。销钉必须远离股骨和胫骨器械的预定位置，以避免在截骨和钻孔时发生任何接触。在切口内放置销钉时，建议将其稍微向下倾斜放置在截骨模块预期位置稍内侧，或者可以通过前皮质上的微小戳创将其放置在胫骨中部附近。如果销钉稍微向内侧倾斜，则可使用额外的胫骨髓内固定器放置和调整截骨模块，并增加稳定性。

（2）将第1个销钉直接放置在所需位置，将2个钉骨固定器滑到第1个销钉上（确保固定螺钉打开），并将第2个销钉放入销孔，以正确的方向将固定螺钉紧固到骨头上。固定器呈人字拖样，X型压入T型参考阵列的方位连接到固定装置上。T型参考阵列配备一个自由度接头，可用于调整方向。将T型参考阵列的推荐方位朝摄像头旋转，沿胫骨平行方向略向上倾斜。调节器允许在两个自由度随意切换。在拧紧螺钉之前，请确保接口位于其中一个位置。如果放置在两个位置之间，调节器可能会在术中卡入其中一个预定位置，因此失去固定作用。

6. 股骨整列安装

股骨阵列可放置于切口内侧或外侧。如果放置在切口外侧，请务必注意减少软组织损伤。在术中活动度内，应避免销钉固定时用力过猛。确保切口在最后准备过程中为股骨内固定和截骨留下空间。再一次将第1个销钉直接放置在所需位置，将2个钉骨固定器滑到第1个销钉上（确保固定螺钉打开），并将第2个销钉放入销孔，以正确的方向将固定螺钉紧固到骨头上。钉骨固定器呈人字拖样，将X型压入Y型参考阵列的推荐方位朝摄像头旋转，沿股骨平行方向向上倾斜。这样可确保即使深度屈曲也能看见股骨参考阵列。拧紧固定螺钉前，再次确认接口不在两个位置之间。

7. 股骨配准

在股骨侧配准以下骨性标志，如股骨头中心、股骨远端机械轴点、通髁线、Whiteside's线（可选）、股骨内外侧髁（可选）、股骨前皮质。

（1）股骨头中心：

①股骨头中心是Mikuliz线和股骨机械轴的近端部分，确保股骨参考阵列在摄像头范围内。

②将腿由屈曲变为背伸，然后稍微向外旋转并重复屈曲–伸展运动。或者将股骨绕髋关节中心做圆周运动，系统将计算一系列点确定旋转中心，并在精确计算旋转中心后自动进行圆周运动（图4-5-4）。

③确保患者的骨盆在配准过程中不发生移动，因为这可能会导致股骨头中心计算错误。如果外科医生难以确定股骨头中心，可以让助手将骨盆固定后再行计算。此外，移动腿时不要移动摄像头。

（2）股骨远端机械轴点：明确股骨机械轴对于确定股骨假体内翻/外翻和屈

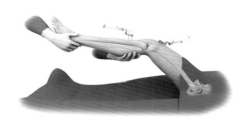

图4-5-4 股骨头旋转中心配准

曲/伸展对齐是很重要的，腿部的整体对齐同样如此。获取此点时，应注意尽可能准确。指示器应轻轻地放在股骨切迹点后方内侧（如屏幕上所示），并转动下指示器，得到此点与股骨头中心后，也就得出了股骨机械轴位置。

（3）股骨远端通髁线：采集上髁内侧点和外侧点，用于确定上髁线，并作为内部计算的参考。值得注意的是，诸多研究已经表明，上髁轴可能很难确定，尤其是严重畸形的膝关节上髁轴。建议使用外科经髁轴，由内侧和外侧上髁最突出的点确定。

（4）Whiteside's 线（前后轴）：Whiteside's 线可定义股骨的 AP 方位，还可作为股骨假体旋转对齐的参考。一开始可使用电刀或无菌笔进行标记，沿滑车沟水平最易标记。沿标记线对齐指示器，指示器静置 2 s 后进行配准。

（5）股骨内外侧髁：使用指示器可获得内侧和外侧髁突表面上的多个点。指示器尖端应"绘制"出髁突的表面，沿受影响髁突的远端尽量靠后采集这些点；系统根据收集的所有数据确定最远点和最后点。从旋转髁突的远端开始，然后以"之"字形向后移动，以确保覆盖髁突最突出的点。屏幕显示指示器在五个区域中的当前位置，在每个区域都需要收集一定数量的点。

（6）股骨前皮质：使用指示器可获得前皮质表面的多个点。将指示器尖端放在股骨前皮质上，然后旋转指示器开始采集，将指示器滑过骨骼表面以"绘制"皮质表面。标记点应在股骨前皮质外侧直至股骨假体上缘的区域采集。前皮质作为退出前侧切割平面的参考，并用于确定股骨假体的 AP 方位和尺寸。

8. 胫骨配准

取点前，通常可以通过触诊踝关节最突出部位确定踝的位置。尽量减少覆盖或包扎，以便能够准确定位和配准踝关节。在胫骨侧配准以下骨性标志：胫骨近端机械轴点、胫骨 AP 方位、胫骨内侧和外侧平台。

（1）胫骨近端机械轴点：胫骨近端机械轴点为 ACL 胫骨插入点的后部，在屏幕上以圆圈表示。另外，可以用中冠状面和中矢状面的交叉点确认该点。机械轴的界定是所有进一步计算的基础，应尽可能精确，最终植入位置将以机械轴为参照。

（2）胫骨 AP 位：沿 AP 方向水平放置指示器，使其位于胫骨粗隆上。手柄应与胫骨结节内侧 1/3 对齐。指示器静置数秒以便系统计算方位。该系统确定胫骨面对的方位和任何可能需要切割的斜坡方位，其基本原理是避免出现复合的胫骨斜坡（斜胫骨斜坡）。准确获取 AP 方位有助于避免胫骨前内侧向后外侧倾斜或前外侧向后内侧倾斜。复合斜面可能会导致胫骨假体的放置出现内翻或外翻以及胫骨/股骨接触不良，反过来又会导致对齐不良。

（3）胫骨平台：每个平台上取一个点用于计算胫骨截骨水平，如存在骨缺损，应慎重考虑。软件将显示相对这一参考点的截骨高度数值。

（二）手术技术

1. 自适应工作流

（1）KNEE3 会追踪用户的操作、自动识别当前治疗步骤并在屏幕上显示匹配的内容。例如，当软件检测到一个截骨模块位于骨骼上时，会显示相应截骨的所有骨皮质，软件将显示胫骨切割导航值。

（2）只需使用平面工具进行导航或使用指示器进行测量，软件会自动显示相应的信息。

（3）当不使用工具（平面工具、指示器）时，软件将显示腿部对齐界面，用以评估下肢轴屈曲范围以及关节的稳定性。当软件检测到一个截骨模块位于骨骼上时，会显示相应截骨的所有相关信息。所有值都是相对于骨参考阵列计算，蓝线显示相对于骨骼标记的当前切割位置，白线表示计划的切割位置，黄线表示验证的切割位置。

2. 内翻 / 外翻应力测试

（1）将腿充分伸展，施加内翻和外翻力测试的稳定性，检查已定形的屈曲或其他畸形。让腿保持最大屈曲，再次在运动过程中施加内翻和外翻力。植入物位置如左侧屏幕所示时表示计算出的植入物稳定，此时根据对齐信息，系统可能已经作出了要松解必要软组织的决定。但对于已定形的屈曲畸形病例则无法完全伸直（图 4-5-5）。

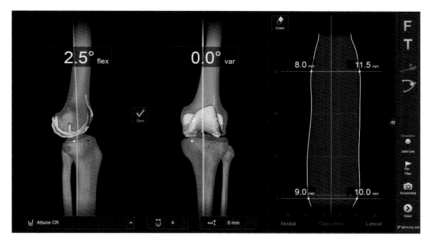

图 4-5-5　将腿在伸直 - 屈曲过程中施加内 / 外翻应力，采集初始内外侧间隙平衡情况

（2）为了保存术前对齐，在不施加应力的情况下将腿完全伸直，然后抬起约10 cm。软件将对这一提升姿态进行解读并存储对齐，或者点击屏幕上的"存储"按钮也可保存对齐。

3. 股骨远端截骨

（1）对于股骨优先技术，下一步是股骨远端截骨。将导航平面工具连接到远端截骨模块，以方便植入。此步骤也可以使用可选的可调远端切割模块，有关详细信息请参阅用户手册指南。软件将自动切换到股骨远端导航信息，只要带平面工具的截骨模块接近正确位置即可。切割平面的当前位置显示为蓝色。

（2）最初，股骨假体根据制造商选择的规范放置，遵循测量的截骨原理，股骨尺寸基于配准股骨的 AP 尺寸，所有测量数字都与对应的股骨标志物相关联。

（3）需要注意的是，股骨假体的屈曲与股骨机械轴有关，而传统手术则使用解剖轴代替。根据髓内杆的类型，中性假体屈曲基于远端解剖轴线或股骨中轴轴线。对于特定患者群体，该轴相对于机械轴可能有 3° ~ 5° 屈曲。

4. 稳定性信息

当将股骨远端切割模块导航到所需位置时，右侧的稳定性图将实时显示当前切割模块位置对最终结果的影响。增加截骨高度将打开伸展间隙，增加屈曲度或靠近截骨端将关闭屈曲间隙。此时，确保软件使用的股骨假体尺寸与术前规划的尺寸相同。如果尺寸有偏差，请使用屏幕下方的控件进行更改。比较屈曲间隙与伸展间隙的差异，选择正确的植入物尺寸，屈曲和伸展间隙应差不多大小。

5. 截骨模块放置和截骨

一旦截骨模块处于所需位置，将第 1 个销钉固定在截骨模块上，并在打孔过程中不断检查对准的变化；放置第 2 个销钉，纠正其与第 1 个销钉之间的对齐偏差。如有必要，加用斜钉固定模块并进行截骨。

6. 切割验证

执行切割后，将截骨模块适配器放置在截骨平面上，以验证切割表面。保持平面工具不动，用软件记录切割平面的位置和方向并更新稳定性图，或者可以点击屏幕上的"验证"按钮验证切割。截骨验证会显示出与目标位置存在潜在偏差的影响，从而判断偏差是否可以接受或是否需要重新评估切割。

7. 股骨远端截骨（图 4-5-6）

股骨远端截骨后，股骨植入物的旋转由股骨前切除术决定。将导航平面工具连接到四合一切割模块的前切槽中，以获得合适的植入物尺寸，并将切割模块放置在已截骨的股骨远端，软件将自动显示前切除术导航所需的信息。植入物的目标截骨平面显示为白色。根据选定的旋转参照放置，按下所选主旋转参考旁边的"+"按钮可以显示其他旋转参考。若选择另两个旋转参考，相应的标记将用作主旋转参考。旋转切割模块，使所选旋转参考完成目标旋转。如有必要，交叉检查两个旋转参考以及右侧的软组织信息。

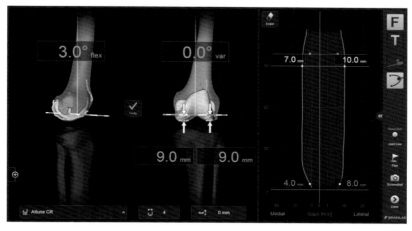

图 4-5-6　股骨远端截骨导航

8. 胫骨截骨（图 4-5-7）

在全股骨优先技术中，股骨远端截骨后直接进行前侧切除。建议在股骨前侧切除术前进行胫骨截骨，这样可以更好地去除骨赘，并使用固定隔块平衡腿部伸展。软件将自动切换到胫骨导航信息，只要带平面工具的截骨模块接近胫骨近端即可。切割平面的当前位置显示为蓝色，基于植入物制造商规范的标准计划显示为白色平面，但是始终应根据特定患者解剖结构以及当前间隙和对齐信息调整截骨。

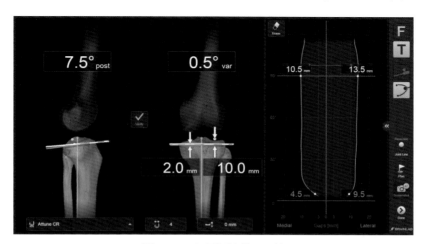

图 4-5-7　胫骨近端截骨导航

9. 截骨模块放置和截骨

一旦截骨模块处于所需位置，就可以放置第 1 个销钉，同时在打孔过程中不断检查对准的变化。由于第 1 个销钉固定了该自由度，所以首先要关注坡度对齐和截骨高度；放置第 2 个销钉，重点关注内翻/外翻位，并纠正可能的对齐偏差。如有必要，加用斜针钉进行截骨。

10. 试模、假体安装和闭合伤口

（1）插入试件和垫片后，点击"清除"按钮清除稳定性图中的信息，记录最终稳定性和对准情况，以备存档。需要选择当前使图表反映实际情况的胫骨垫片厚度。为了保存对齐，在不施加应力的情况下将腿完全伸直，然后抬起约 10 cm。软件将对这一提升姿态进行解读并存储对齐。

（2）按照规划安装假体后，逐层闭合膝关节。

三、总结

TKA 术后下肢力线不良和（或）软组织不平衡均可能导致聚乙烯衬垫磨损、假体松动、不稳定等，从而引起术后疼痛、功能障碍以及患者对手术疗效不满意，良好的下肢力线和软组织平衡是 TKA 手术的基本原则。KNEE 3 计算机导航系统在辅助术者精准截骨基础上革命性地引进软组织平衡图，量化下肢力线和关节间隙信息。该平衡图可以在术中实时显示膝关节屈伸全程的关节间隙信息，以间隙曲线图和间隙数值形式展现，方便术者直观评估膝关节内、外侧间隙平衡和屈曲、伸直间隙平衡，以便在手术的每一步中都能预测关节的最终稳定性。制订手术计划时，术者可以调整股骨、胫骨截骨角度和位置，系统也能实时显示截骨变化对关节间隙的影响，因此术者可以结合下肢力线信息，制订个体化截骨和软组织平衡策略。

唐杞衡等于 2020 年 7 ~ 12 月选择 19 例膝关节炎患者行 KNEE 3 导航辅助单侧 TKA 手术。结果发现，其中 18 例患者（94.7%）在膝关节伸展时出现内侧间隙平衡，在膝关节屈曲 90° 时出现内外侧间隙平衡，在膝关节伸展和膝关节屈曲 90° 时保持外侧间隙平衡，全部患者（100%）在膝关节伸展和膝关节屈曲 90° 时出现内侧间隙平衡。术后随访，12 例患者对手术结果非常满意，7 例对手术结果满意，总体满意率为 100%。笔者认为，KNEE 3 导航系统可以帮助 TKA 手术获得良好的间隙平衡和最佳的下肢对齐，患者满意度高，短期效果好。然而 2019 年，Rhee 等在一项 Meta 分析文章中纳入随访时间超过 8 年的随机对照研究共 9 项，结果发现，与传统手术的全膝关节置换术相比，计算机导航手术在术后假体对齐方面有更好的结果，但两种技术在长期功能结果和生存率方面无显著差异。

总之，计算机导航 KNEE 3 系统辅助全膝关节置换术不仅可以协助术者完成精准截骨，还可以优化软组织平衡，其平衡图功能可以实时显示膝关节屈伸活动全程的关节间隙信息，评估膝关节内、外侧间隙平衡和屈曲、伸直间隙平衡，为制订个性化手术计划提供了重要参考，也为获得良好的膝关节平衡和理想下肢力线奠定了基础。

彭 伟 柴 伟 编，李海峰 审校

第六节 ROSA 机器人辅助人工全膝关节置换术

一、简介

● ROSA 膝关节手术导航系统是由美国"Zimmer Biomet"公司研发生产的机器人平台（图 4-6-1）。

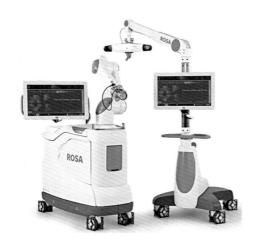

图 4-6-1　ROSA Knee 关节外科手术导航定位系统

● ROSA 系统可以提供准确的骨切除和客观的软组织反馈，帮助患者恢复自然膝关节。

● ROSA 系统具备手术规划软件，可以采用 X-Atlas® 2D ~ 3D 建模技术，术前协助医生确定假体的位置和大小。

● ROSA 系统也具备无影像支持功能，实现与影像导航一样的目标，并可以提高手术效率和灵活性。

● ROSA 膝关节机器人可以与以下固定平台膝关节置换假体搭配使用，如 NexGen® CR、NexGen CR-Flex、NexGen CR-Flex Gender、NexGen LPS、NexGen LPS-Flex、NexGen LPS-Flex Gender、Persona® CR、Persona PS、Vanguard® CR 和 Vanguard PS。

● ROSA 系统已经扩展到全髋关节置换以及肩关节置换领域。

二、操作技术

（一）术前计划

1. 基于影像模式，外科医生可拍摄术前 X 线片或 MRI 对患者膝关节进行三维重建，以在术前计划手术。

2. 无影像模式如有需要，外科医生可决定不在术前提前规划手术，而直接在术中使用 ROSA 关节外科手术导航定位系统。

3. 患者以仰卧位固定在手术台上，机器人大约位于患者髋部，与手术台约呈 45° 角。在患者股骨和胫骨安装两个骨参照物，便于用作腿部活动的参考，第三个参照物位于机器人上（在 ROSA 基准参考杆最靠近手术台的立柱上），以在手术期间跟踪机器人相对于患者腿部的位置。在手术期间，外科医生务必位于机器人同侧（图 4-6-2）。手术台上的患者最大高度应为 110 cm，以最大程度地减少跟踪器的可见性问题。

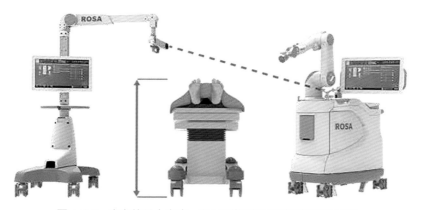

图 4-6-2　患者的最大高度，以尽可能减少跟踪器可见性问题

4. 机器人配准

在手术开始之前，在机器臂上按照第四参照物进行机器人配准，这样可以确保在手术开始之前对机器臂进行功能验证。患者需在手术室内完成此步骤，校准包括传感器校准、ROSA定位、摄像机定位、ROSA配准等步骤。

5. 骨性标志点与导航

外科医生将使用配准指针对骨性标志点进行数字化配准，以记录患者腿部坐标系（HKA对准）。在整个手术过程中，光学跟踪系统对患者活动进行实时跟踪。

（1）骨参照物：骨参照物可用于跟踪患者的股骨和胫骨以及显示与各自位置相关的导航仪器。移除ROSA臂参考框架，采用膝关节正中切口以显露膝关节，安装骨参照物。

1）股骨参照物方面，屈曲膝关节以安装股骨参照物，使用两个带槽骨钉（3.2 mm×150 mm）固定（图4-6-3 A、B）。

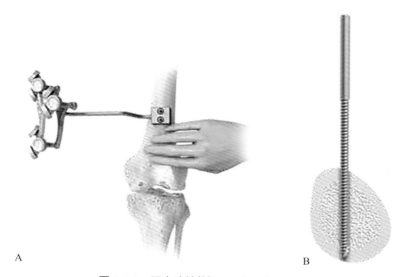

A   B

图4-6-3 距离膝关节切口四根手指的位置

2）胫骨参照物方面，使用2个带槽骨钉（3.2 mm×80 mm）安装固定患者胫骨参照物（胫骨参照物A或B），骨钉应在骨中进行双皮质固定，以确保最大稳定性（图4-6-4 A、B）。

（2）需对骨性标志点进行数字化配准，以便在不同面板中显示相关信息。该系统允许使用指针的稳定性标准来自动配准各点，首先要移动工具启动各点的配准，将播放确认声音以告知用户是否已成功采集某个点。需获取的标志将以三种颜色显示，白色代表即将来临的标志点，黄色为当前标志点，绿色代表成功的标志点

（图 4-6-5）。股骨标志点包括股骨头中心、股骨髓腔入口、后髁、前滑车沟和后滑车沟、内侧上髁和外侧上髁、远端内侧髁和外侧髁以及股骨前皮质。胫骨标志点包括内侧和外侧平台、踝、胫骨结节内侧 1/3、胫骨髓腔入口、PCL 止点。

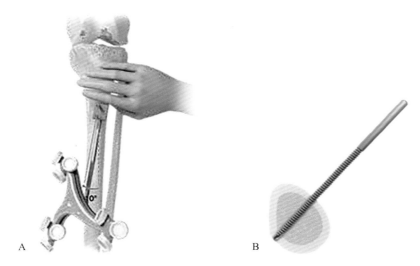

图 4-6-4　距离膝关节切口四根手指的位置

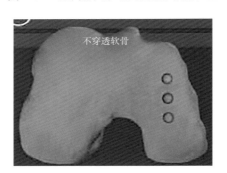

图 4-6-5　颜色示意

（3）膝关节评估：获取股骨和胫骨标志后，且如果在"外科医生"面板中选择了该选项，用户将可访问"评估"面板。外科医生可对被光学追踪的术侧腿行一系列的活动，以评估患者的膝关节。ROSA 关节外科手术导航定位系统可量化、显示和保存膝关节状况的各种特征（图 4-6-6）。

1）活动范围：首先要移动腿部启动程序。外科医生可执行活动范围测试，以获取膝关节最小和最大屈曲角度（蓝色），还会显示腿的对线情况。

2）松弛度测试：有两种方法可测量膝关节的松弛度。①提供膝关节内翻和外翻的压力，同时使膝关节全程运动；②弯曲膝关节至预设角度提供内翻，然后提供外翻应力（图 4-6-7）。使用其他角度重复以上方法。默认情况下，在完全伸展（屈曲 0º）和屈曲 90º 时测量膝关节松弛度，还可使用其他基于偏好的角度（"外科医生"面板）如 30°、45°、60° 和 120°。将最大内翻 / 外翻角度值记录在每个角度的指示器中（蓝色条）。

3）间隙显示：ROSA 关节外科手术导航定位系统显示了内侧和外侧间室的最大间隙（mm），膝关节伸展在 –5º ~ 20º，屈曲在 90º ± 5º（图 4-6-8）。

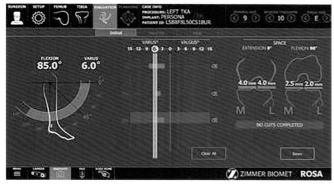
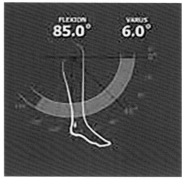

图 4-6-6　活动范围评估示意

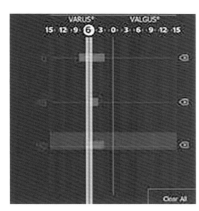
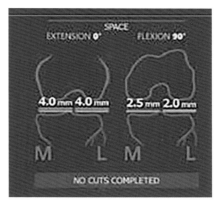

图 4-6-7　松弛度测试示意　　　　　　图 4-6-8　关节间隙示意（屏幕截图）

6. 术前计划

若术前未执行这些操作，外科医生可在术中设定手术计划，即根据偏好和所选择的植入物组件进行股骨和胫骨截骨。ROSA KNEE 软件的"计划"面板在术中用于外科医生根据所选植入物组件设置股骨和胫骨截骨。根据术中计划值，ROSA 机器臂将移至相应位置以执行手术计划。

（1）假体选择：可以选择植入物品牌、股骨部件类型、胫骨部件类型（仅适用于基于图像的病例）和配套工具、股骨组件的尺寸、垫块厚度以及胫骨组件的尺寸（仅适用于基于图像的病例）。

（2）假体调整：可以根据面板上"前后位""矢状位"及"横断面"的图像进行三维调整（图4-6-9）。

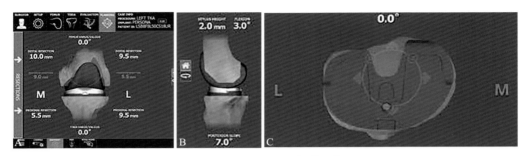

图4-6-9　胫骨、股骨调整示意

注：A冠状面；B点状面；C胫骨旋转

（3）平衡工具：可选股骨旋转评估之前的平衡工具在伸展和屈曲视图中显示相同信息，带有内侧/外侧标识符表示胫骨；假体厚度指股骨和胫骨组件的总厚度（连同聚乙烯）；内侧和外侧截骨值；内侧和外侧间隙值；屈曲和伸展状态下内、外侧截骨值和间隔值的总和。膝关节状态评估（"评估"面板）期间生成间隙值（松弛度），只能通过更改膝关节状态评估修改间隙值，可以使用截骨量、股骨旋转量和植入物尺寸调整截骨值。股骨旋转评估完成后，内侧和外侧间隙不再分成截骨值和间隔值，仅显示"间隙总值"，即总间隙。伸展是总间隙在间隔垫块就位的情况下评估得出。屈曲是总间隙在股骨旋转评估基础上评估得出，该值等于牵开距离加上计划的后部截去值（图4-6-10）。

（4）最初显示的手术计划基于术前规划和外科医生对基于图像病例的偏好，同时确认假体品牌、股骨和胫骨组件等。在查看选项中设置"伸展"状态下的膝关节视图，在前后位视图中设置股骨和胫骨组件的内翻/外翻角度，在矢状位视图中设置股骨假体的屈曲角度和胫骨假体的后倾角度；在查看选项中设置"屈曲"状态下的膝关节视图，在前后位视图中设置股骨旋转量及股骨远端截骨和胫骨近端截骨。

（二）手术技术

将机器臂移至适当位置以执行截骨。ROSA KNEE软件的"截骨"下拉菜单在术中用于外科医生根据所选植入物组件进行股骨远端截骨、胫骨近端截骨、股骨旋转评估（可选）和股骨四合一截骨。根据术中计划值，ROSA机器臂将移至相应位置以执行手术计划，可在屏幕左侧从"截骨"菜单中访问"计划"面板（图4-6-11）。

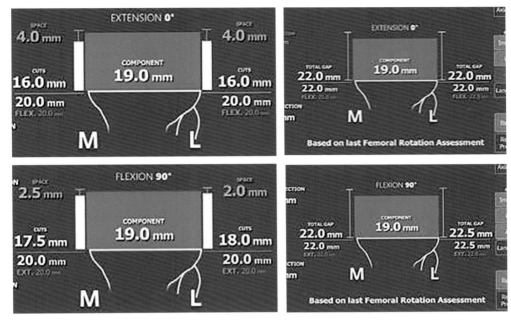

图 4-6-10　伸展和屈曲评估示意（屏幕截图）

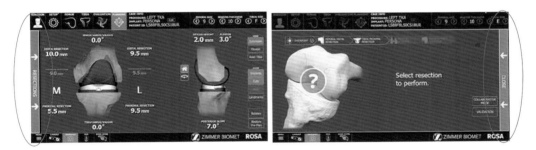

图 4-6-11　截骨模式选择（屏幕截图）

1. 截骨下拉菜单概述

对于有图像和无图像的病例，"截骨"菜单是相同的。其包括以下方面。①检查点：允许在截骨之前验证配准以及是否已安装正确的截骨导向器；②股骨远端截骨：执行股骨远端截骨的手术流程；③胫骨近端截骨：执行胫骨近端截骨的手术流程；④股骨旋转（可选）：进行股骨旋转评估的流程；⑤股骨四合一截骨：执行股骨四合一截骨的手术流程。用户可以选择从股骨或胫骨截骨开始。当处于"截骨"菜单界面时，用户无法直接访问其他面板，若要访问面板按钮，请使用屏幕右侧的选项卡关闭"截骨"菜单。

2. ROSA TKA 截骨导向器安装和检查点（图 4-6-12）

（1）装截骨导向器：在进入"截骨"菜单中后，徒手牢牢拧紧 2 个外加螺钉，将所需的 ROSA TKA 截骨导向器（植入物系列；A）安装到 ROSA 臂仪器接口，单击"下一步"转至检查点。

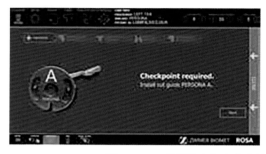 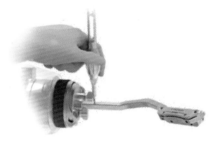

图 4-6-12　截骨导向器安装和检查（左图为屏幕截图）

（2）检查点：安装 ROSA TKA 截骨导向器后，将 ROSA 配准指针的尖端放在检查点（截骨导向器底部附近的槽口处）。若检查点不成功，请验证以下内容并重做检查点，即 ROSA TKA 截骨导向器是否正确？ ROSA TKA 截骨导向器是否牢固拧紧？ ROSA 基准参考框架是否发生移动？（在这种情况下，需要重新进行配准）

3. 股骨远端截骨

选择股骨远端截骨的选项，踏住脚踏板，自动将机器臂移至股骨截骨平面，保持不动，直到机器臂切换到协作模式。处于协作模式后，踩住脚踏板并在 ROSA TKA 截骨导向器上施加轻微的力，将截骨导向器移至骨上并固定。踏住脚踏板，然后在截骨导向器中安装第 1 个骨钉，确保使用标有股骨的孔进行固定，安装完成后单击"是"确认实时截骨值可接受。一旦确认了第 1 个骨钉已安装以及实时截骨值，设备处于静止模式，此时可以松开脚踏板，插入第 2 个骨钉和 1 个斜骨钉（如果需要额外的稳定性）。建议使用 2 个骨钉稳定截骨导向器，2 个股骨骨钉孔可以选择使用斜骨钉孔。进行股骨远端截骨可以在卸下骨钉之前确认截骨，单击"截骨确认"按钮，然后将确认工具放置在远端截骨处，用户界面应显示所有绿色复选标记。截骨完成后，卸下所有骨钉，然后单击"是"确认。踏住脚踏板，并用力轻轻拉开截骨导向器直至要求位置，然后松开截骨导向器，单击"关闭"（图 4-6-13）。

4. 胫骨近端截骨选择胫骨近端截骨的选项卡

踏住脚踏板，自动将机器臂移至胫骨截骨平面，保持不动，直到机器臂切换到协作模式。处于协作模式后，踩住脚踏板并在 ROSA 截骨导向器上施加轻微的力，将截骨导向器移至骨上并固定。踏住脚踏板，然后在截骨导向器中安装第 1 个骨钉，确保使用标有胫骨的孔进行固定，安装完成后单击"是"确认实时截骨值可接受。一旦确认了第 1 个骨钉已安装以及实时截骨值，设备处于静止模式，此时可以松开

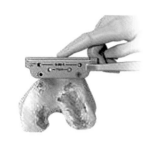
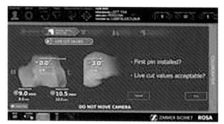
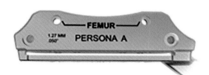
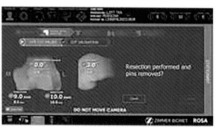
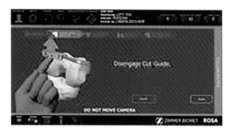
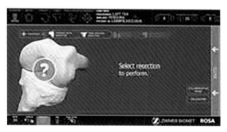

图 4-6-13　股骨远端截骨流程（左下及右侧为屏幕截图）

脚踏板，插入第 2 个骨钉和 1 个斜骨钉（如果需要额外的稳定性）。建议使用 2 个骨钉稳定截骨导向器，两个胫骨骨钉孔可以选择使用斜骨钉孔。进行胫骨近端截骨，可以在卸下骨钉之前确认截骨，单击"截骨确认"按钮，然后将确认工具放置在近端截骨处，用户界面应显示所有绿色复选标记。截骨完成后，卸下所有骨钉，然后单击"是"确认。踏住脚踏板，并用力轻轻拉开截骨导向器直至要求位置，然后松开截骨导向器（图 4-6-14）。

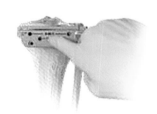
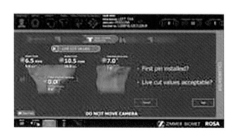

图 4-6-14　胫骨近端截骨流程（右图为屏幕截图）

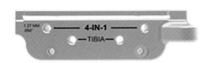
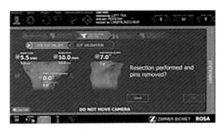

图 4-6-14（续）（右图为屏幕截图）

5. 股骨旋转（可选）

只有在"外科医生"面板中勾选"应用于工作流程"加入股骨旋转工具后，才能访问该选项。股骨远端和胫骨近端截骨完成后，记录采集数据，完成两者的确认。两种截骨操作确认后，将显示所有值。单击"下一步"，评估延伸间隙，将腿置于伸展状态（$-5° \pm 20°$）并进行固定，将自动完成到伸展间隙评估的过渡。伸直间隙评估：在关节中插入一个间隙模块，然后在软件中输入正确值（间隙模块厚度），使腿部保持伸展状态（$-5° \sim 20°$）的同时，向膝关节施加内翻和外翻力评估伸直间隙。单击X 符号清除获取的值，单击"下一步"转至拉力测试，点击"返回"至"确认"或点击"取消"至"截骨"菜单主面板。股骨旋转评估：将腿置于屈曲状态（$95° \pm 5°$）下，进行拉力测试（手动或使用推板撑开器或 ZimmerFuZion® 等仪器）以评估平衡屈曲间隙所需的股骨旋转，单击"捕获"记录股骨旋转值，捕获股骨旋转值后，将根据 TEA 和 PCA 轴显示该值。若将股骨旋转应用于手术计划，软件将返回"计划"面板，并显示旋转值以及平衡工具，审查与股骨旋转相关的计划步骤（图 4-6-15）。

6. 股骨四合一截骨

选择用于股骨四合一截骨的选项卡，踩住脚踏板以自动将机器臂移至股骨，直到机器臂切换到协作模式。处于协作模式后，踩住脚踏板并在 ROSA 截骨导向器上施加轻微的力，将截骨导向器移至骨上并钻取四合一孔。验证适当的工具（植入物品牌和参考号；例如 Persona– 后参考），验证截骨导向器内侧（ML）位置是否正确。踏住脚踏板，然后在内侧截骨导向器中安装第 1 个骨钉，确保将其插入标记为四合一的孔中（中间），安装完成后单击"是"确认实时截骨值可接受。一旦 ML 位置连同第 1 个骨钉安装和实时切割值得到确认，设备会处于静止模式，此时可以释放脚踏板，然后进行侧向四合一钻孔，确保使用标记为四合一的孔。卸下所有骨钉，然后单击"是"确认。截骨之前，建议先用标准工具［例如截骨导向器（angel wing）］验证截骨平面，尤其是前滑车截骨和后髁截骨。踩下脚踏板，通过施加轻微的力拉开截骨导向器，直至机器臂到达预期位置，然后单击"关闭"。通过将四

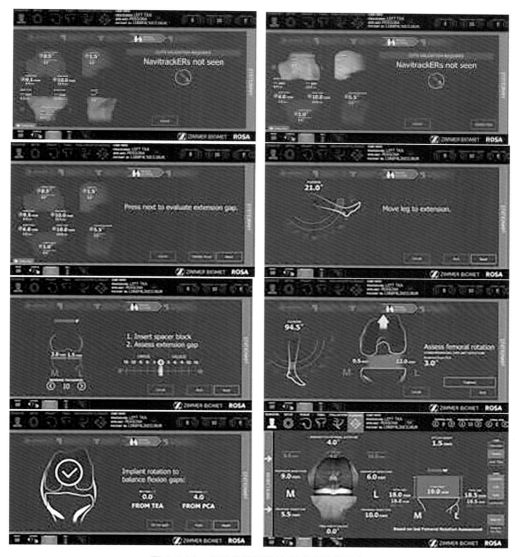

图 4-6-15　股骨旋转调整流程（屏幕截图）

合一截骨导向器背面的 2 个钉与股骨远端的四合一孔对齐，将适当的四合一截骨导向器放置在股骨远端，使用 2 个 3.2 mm 的六角头螺钉或套管针尖头钻针将适当的四合一精加工导向器固定在斜孔中，并根据标准手术技术进行截骨。取出骨螺钉和骨钉，然后取出四合一截骨导向器（图 4-6-16）。

7. 植入假体确认

插入试模植入物并确认假体品牌、股骨和胫骨假体的类型和大小、衬垫。

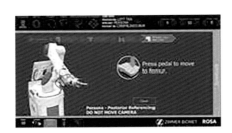
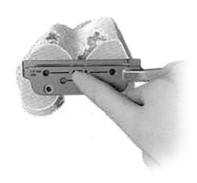
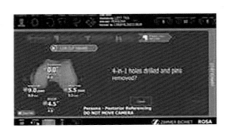
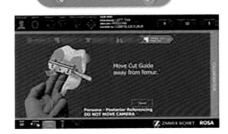

图 4-6-16   四合一截骨流程（左侧及右下为屏幕截图）

三、总结

ROSA 关节外科手术导航定位系统是美国"Zimmer Biomet"公司研发生产的机器人平台，旨在辅助骨科医生进行截骨以及评估软组织的状态，从而在全膝关节置换术期间帮助完成植入物的定位。

目前 ROSA 已在国外完成临床试验，并进入临床应用阶段。根据现有文献报道，其显示出了良好的临床结局。2018 年 ROSA 在澳大利亚进行临床前评估后（ROSA-脑系统应用于小儿神经外科），于 2019 年 3 月在中东（阿布扎比）正式推出，随后在美国和欧洲正式推出。基于 ROSA- 脑系统的准确性，工程师开发了 ROSA- 膝关节系统。ROSA 代表机器人手术助手，能够理想地定位仪器，允许外科医生以高精度和可重复性进行手术。ROSA 系统提供无图像和有图像两种选择，使用 2D X 线，然后将其转换为患者膝盖的 3D 模型。实时术中韧带平衡的集成使外科医生能够进行个性化的机器人膝关节置换手术。

最早关于 ROSA Knee System（ZimmerBiomet）的研究报道是 2019 年 6 月由阿

联酋 Sebastien Parratte 医生发表的关于该系统的尸体研究，该研究由 Zimmer Biomet 资助，采用 15 具冷冻尸体标本（30 膝），结果显示所有角度平均差值均小于 1°，标准差小于 1°。在所有测量的 6 个角度中，目标角度与实测值的平均差值均为 0，但股骨屈曲角度的平均差值为 0.95°，平均髋 – 膝 – 踝角（HKA）差为 –0.03° ± 0.87°。所有截骨的平均差异均 < 0.7 mm，标准差均 < 1.1 mm。因此，作者认为在全膝关节置换术中，外科医生使用这种新型手术机器人可以进行高度精确的截骨，以达到使用传统导航测量的计划角度和截骨厚度。

Kenanidis 等发表了一项前瞻性匹配比较队列研究，由 1 名外科医生实施的 30 例 ROSA raTKA 和 30 例 mTKA 进行评估，结果显示两组无并发症发生，输血率相近（P=0.228）；raTKA 组的 LOS 较 mTKA 组短，差异无统计学意义（P=0.120）；两组术前和第 3 个月的平均 OKS 和 VAS 评分具有可比性。然而 raTKA 组的平均 6 个月的 OKS（P=0.006）和 VAS 评分（P=0.025）明显更好，raTKA 组的 6 个月的 FJS 评分明显高于 mTKA 组（P < 0.001）；raTKA 组 1 例患者不满意，mTKA 组 3 例患者不满意（P=0.301），raTKA 患者回答将再次接受手术的比例显著高于 mTKA 组（P=0.038）。作者认为，与 mTKA 组相比，raTKA 组具有相同的并发症风险、更低的疼痛水平、更好的患者满意度和 6 个月随访的 PROMs。

虽然不少研究都报道了该系统的高准确性和可重复性，且功能及疼痛评分优于传统手工组或者导航组，但这些研究都基于厂家支助，真实性及可靠性有待进一步研究证实。在正式应用之前，使用者应接受厂家的系统培训，待度过完整的学习曲线后，方可安全应用。

高志森　周勇刚　编，李海峰　审校

第七节　机器人在复杂初次全膝关节置换手术中的应用

初次全膝关节置换手术（TKA）是一种安全可靠的外科手术方法，大多数患者都有良好的长期结果。然而，临床中也有部分患者因为各种原因，使全膝关节置换手术变得困难，如先天性疾病、创伤、代谢紊乱或既往手术等。这些患者可能存在冠状面畸形较大、膝关节反屈、膝关节外畸形以及内固定存留等问题，导致 TKA 手术变得复杂，可能增加假体限制性，也可能需要垫块、延长杆，甚至需要铰链膝等才能完成。这类疾病在初次手术时需要增加假体限制性才能达到膝关节稳定，被称为复杂初次全膝关节置换。

众所周知，在初次 TKA 中，恢复适当的冠状位力线对于最大限度地延长假体寿命和增加患者功能非常重要。诸多研究表明，术后对线不良会导致假体失败，增加早期翻修风险，正确的对线可以降低失败的风险。然而，在复杂病例中，获得正确的对线有时并不容易，而且技术要求很高，特别是对于股骨或胫骨存在创伤后关节外畸形的患者。传统的手工 TKA 手术借助术前 X 线测量和标准夹具以及部分解剖标志完成骨切割。但在上述复杂病例中，由于解剖结构等改变导致骨切割失去有效参考，使手术变得困难。因此，外科医生一直在寻求解决这些复杂因素的方案。计算机导航或者机器人辅助方法可能是有效的解决方案之一。

近年来，机器人辅助初次全膝关节置换术的应用正以指数级的速度增长。机器人手臂辅助全膝关节置换术（RATKA）使用术前患者解剖骨结构的三维螺旋计算机断层扫描图像，虚拟规划股骨和胫骨置换组件、植入物位置和关节内平衡。RATKA 的虚拟计划可能有助于提高组件的精度、植入物的准确性、软组织保护，提高患者满意度，减少术中所需的器械以及提高 TKA 的整体安全性。

越来越多的证据表明，机器人 TKA 可以更好地协助外科医生将假体放置在垂直于胫骨机械轴的位置上。Bellemans 等报道 25 例接受机器人辅助 TKA 治疗的患者，平均随访 5.5 年，结果发现 3 个平面的假体位置与术前规划的偏差均在 1° 以内，而且术后功能评分较术前均有明显改善。Mannan 等一项系统综述研究发现，181 例机器人辅助 TKA 患者（0.01%）出现机械轴异常，而 159 例常规手工 TKA 患者有 42 例出现机械轴异常（26.4%）。另外，机器人 TKA 增强了外科医生的术前规划能力和实时术中动态参考，允许持续评估活动范围和韧带张力。也有不少医生尝试使用机器人辅助方法解决复杂的 TKA。2017 年，Marchand 等较早尝试在畸形较重的患者中使用机器人辅助 TKA 手术。作者选择 330 例使用 MAKO 机器人辅助 TKA 患者进行较大规模研究，将 7° 以内畸形定义为非严重，超过 7° 畸形定义为严重。结果所有 132 例非严重内翻的膝关节均被矫正至 3° 以内中立位力线；而 129 例严重畸形的膝关节中，有 82 例（64%）被矫正到中立的 3° 以内。所有 7 例伴有严重外翻畸形的膝关节均被矫正至中立位 3° 以内。作者认为，机器人辅助手术可以将大多数膝关节矫正至中立位力线。

膝关节周围存留有内固定装置会给 TKA 手术造成技术困难。去除内固定对外科医生而言是一个挑战，可能需要更长的手术时间，过度显露也会增加出血、感染的风险甚至出现再骨折等严重问题。在临床实践中，内固定存留可能会导致部分老年患者无法承受风险而不得不放弃常规 TKA。机器人辅助 TKA 是一种为克服传统 TKA 手术的一些局限性而开发的新技术，这种方法可以保证骨切除和假体定位的准确性，而不需要去除内固定装置。此外，一些患者不能接受 TKA 手术，因为具备与硬件移除相关的高风险。Garbarino 等报道一组 6 例具有挑战性的使用机器人辅助全膝关节置换术，具有既往有手术史的 2 例中，1 例因胫骨平台骨折采用钢板螺钉固定，1 例因既往使用股骨钉出现明显的过度骨生长；另外存在严重畸形的 4 例中，2 例为膝外翻畸形，1 例因银屑病关节炎而接受分期双侧 TKA 治疗。6 例机器人辅助 TKA 手术患者均能够利用有效的术前规划来获得术中精确的骨切割和假体定位。采用机器人辅助手术不仅使膝关节获得中立位力线，而且也将手术造成骨丢失或软组织剥离的可能性最小化。由于机器人辅助手术的准确性和最小化的骨丢失，膝关节重新获得稳定性，不需要提高假体的限制性。存在内固定可能阻挡手术操作的 2 例病例中，采用机器人辅助手术时不使用传统的髓内定位，无须全部拆除内固定，允许保留部分内固定，避免附加手术造成更多损伤，减少患者的手术时间和失血量。6 例手术均未发生术中及术后并发症，术后所有患者的疼痛减轻、下床活动能力显著改善。

Baek 等报道采用机器人对 2 例膝关节内固定存留患者实施 TKA 手术。第 1 例患者为 81 岁高龄女性，基础疾病较多，无法耐受拆除股骨髓内钉再行 TKA 手术；第 2 例患者既往曾行胫骨高位截骨术，胫骨近端内侧钢板螺钉存留，如果完全拆除可能导致胫骨近端骨折的风险。2 例患者均接受机器人辅助 TKA 手术，保留了内固定，减少了潜在并发症，获得了良好的临床效果。

关节外畸形的 TKA 置换手术非常具有挑战性。畸形最常发生在骨折后，股骨畸形导致股骨远端内翻，内翻畸形逐渐导致严重的骨关节炎。术前内外翻畸形明显的患者因长期畸形状态会使关节发生固有的运动学改变，最终导致下肢解剖轴异常。传统手工 TKA 方法在术中可能无法估计假体的最佳位置，而机器人辅助手术可以在术前、术中同时结合解剖轴和机械轴估计假体位置及下肢对线，这种技术对于存在明显畸形患者的关节置换手术更具优势。

在股骨或胫骨存在创伤后关节外畸形并伴有膝关节骨性关节炎时，依靠传统手工 TKA 方法实现良好的假体位置和下肢力线十分困难。关节外畸形不仅导致膝关节三维几何形态改变，也会使下肢解剖轴和解剖标志发生改变，进而影响髓内或髓外工具操作的准确性。一旦 TKA 假体组件植入位置角度出现异常，将导致髌骨轨迹不良、假体早期松动、聚乙烯磨损率升高等问题。未充分矫正的畸形可以导致手术早期失败，并影响假体的长期生存率。另外，关节外畸形患者也常常存在残留的内固定和硬化扭曲变形的胫骨、股骨髓腔等问题，这些都可能造成传统手工 TKA 手术障碍。例如在股骨髓腔扭曲变形、中断的情况下，使用常规 TKA 的髓内定位杆就不能顺利进入髓腔，或者进入深度不足，导致切骨定位异常。既往骨折创伤还会造成膝关节反屈等罕见畸形，使传统手工手术更加困难。机器人辅助技术可以将假体放置在适当的位置，并矫正部分畸形、重建下肢机械轴、重新平衡膝关节。因此，对于涉及严重关节外畸形的患者，机器人辅助手术可能是一种可行的替代方法。

Sodhi 等报道在 3 例既往骨折导致关节外畸形的患者中使用机器人辅助 TKA 的经验，1 例为胫骨和股骨骨折不愈合，1 例为胫骨近端骨不连，1 例为胫骨平台骨折后。机器人系统软件能够结合关节外畸形情况制订术前规划，术中可以根据具体情况实时更新计划，结果所有患者都能够实现关节平衡和良好的下肢力线，均无术中或术后并发症。所有患者的术后 X 线片显示股骨和胫骨假体位置和下肢力线良好，没有松动或骨溶解的迹象。所有患者在最终随访时均有良好的活动范围，膝关节平均屈曲为 122°（范围 120°～125°）。作者认为，对于关节外畸形患者实施 TKA 手术应基于患者病史、体征以及影像学检查，对畸形与膝关节影响进行详尽评估，利用术前 CT 扫描和机器人辅助手术的 3D 计划在术前对畸形进行评估，并执行计划。作者认为对于复杂的关节外畸形病例，使用机器人辅助 TKA 可以取得良好结果。

Baek 等报告 5 例使用机器人辅助全膝关节置换术（TKA）治疗创伤后关节外畸形合并膝关节骨关节炎的患者，5 例均患有 K-L Ⅲ～Ⅳ级膝骨关节炎，其股骨或胫骨存在创伤后关节外畸形。术后放射学评估显示，所有 5 例初始畸形的膝关节（平均 14.8°，范围 12.7°～18.5°）均被校正为中立位力线（平均 0.7°，范围 –1.1°～2.7°），术后无髋 - 膝 - 踝角（HKA）的异常值。作者认为，机器人辅助 TKA 可用于创伤后关节外畸形患者，实现正确的下肢力线。

对于复杂初次全膝关节置换手术，标准的手术技术和手术器械可能会遇到困难或者导致误差，机械臂辅助 TKA 技术的开发就是为了帮助外科医生在各种手术中实现良好的下肢力线和膝关节的平衡。机器人辅助手术系统拥有在术前规划中结合解剖轴和机械轴综合设计的能力，手术中来自机械臂辅助装置的关节运动学反馈都有助于外科医生对关节实施平衡和假体定位。这不仅有助于避免手术过程中出现严重错误，又可以降低术后并发症的发生率。文献显示，存在关节外畸形或者内固定存留的患者，采用机器人辅助 TKA 手术均同样可以取得良好的效果。相信机器人辅助手术在复杂初次 TKA 中的应用会越来越广。

李海峰　柴　伟　编，张　卓　审校

第八节 其他类型全膝关节置换手术机器人

一、NAVIO 手术机器人

（一）简介

● NAVIO 机器人系统是美国施乐辉公司开发的新一代半自主手持式机器人系统，集术前计划、导航、术中操作可视化于一体。

● NAVIO 系统是一种开放平台，适用于多种膝关节假体。

● NAVIO 系统于 2012 年获 FDA 批准，2014 年开始用于部分膝关节置换术，2017 年开始扩展到全膝关节置换术。

● NAVIO 系统是一种无图像设备，其不基于术前 CT 扫描图像。该系统通过收集 ROM 和骨表面映射创建膝关节解剖和运动学的虚拟呈现（virtual representation），故无须术前图像。这不仅可以减少患者的辐射暴露，也可以降低术前影像成本。

● NAVIO 系统将手术开始时（计划阶段）收集的数据生成膝关节表面模型，指导放置切骨导板并使用电锯完成切骨，也可以使用磨钻完成切骨。

● NAVIO 系统手持工作柄末端为可伸缩的磨挫钻头，这一设计非常独特，当术中磨骨范围超出规划范围时，钻头会自动回缩到保护套内，避免过度骨磨挫以及周边组织损伤。

（二）操作技术

1. 系统组成（图 4-8-1）

（1）手持式工作手柄，末端为可伸缩的磨钻，其直径 5 mm。

（2）红外光学跟踪仪，用于确定参考架及下肢的空间位置。

（3）工具台车，含计算机和触摸屏显示器。

（4）有两个脚踏控制踏板，其中一个作为触摸屏显示器的替代用户界面，另一个用于控制磨钻。

2. 手术流程

（1）患者准备和系统设置

1）将 NAVIO 计算机和显示器放置于靠近医生位置，覆盖无菌膜，以便医生在术中操作触摸屏。

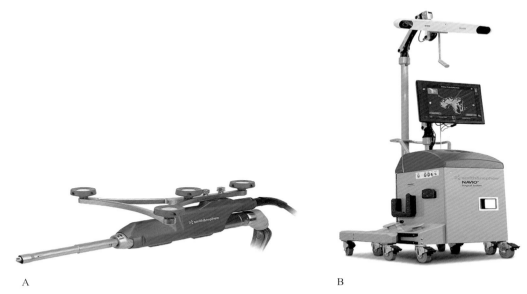

A　　　　　　　　　　　　　　　　　　　　　　　　B

图 4-8-1　A 手持 NAVIO 机器人可伸缩磨钻 B 光学跟踪仪和显示器

2）NAVIO 磨钻手柄应该根据医生的偏好进行组装。

3）注意避免包裹踝关节过厚，影响踝关节参考点注册。

4）安装腿架并将患肢固定在腿架上（图 4-8-2）。切口皮肤暴露关节，清理所有骨赘，以免影响医生在虚拟测绘和间隙平衡过程中对关节稳定性的评估；确保膝关节能够最大屈曲到大约 120°。

（2）定义参考轴线

1）NAVIO 系统可以选择股骨优先或胫骨优先。

2）股骨旋转的参考可以为通髁轴、股骨前后轴或后髁轴。胫骨旋转的参考可以为胫骨前后轴、内外侧轴、股骨机械轴的旋转轴或胫骨结节内侧 1/3 的旋转轴。

（3）安装参考架及定位钉

1）均使用双针双皮质固定参考架。

2）胫骨侧固定针经皮置于胫骨结节下方 6 ～ 8 cm 的胫骨嵴内侧。

3）股骨侧固定针放置在髌骨上方 6 ～ 8 cm 处的股骨干前方，可经皮操作，也可以等切开膝关节以后在切口内操作。

4）在股骨和胫骨侧分别放置 2 个验证钉（checkpoint），用于检查参考架在手术过程中是否有移动。确保验证钉远离骨切割面，以免在切骨操作中导致其移动。胫骨侧的定位钉须放置在切骨水平以下，股骨侧的定位钉须放置在内侧髁后上方。

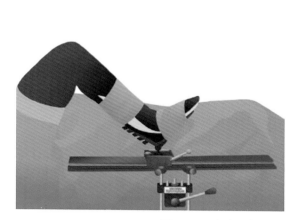

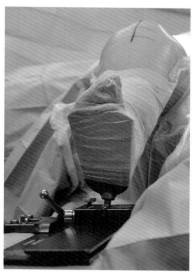

图 4-8-2　患肢固定在腿架上的情况

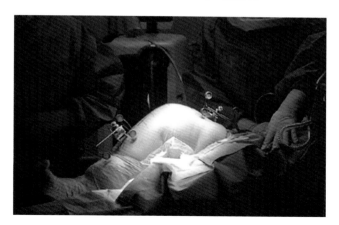

图 4-8-3　安装胫骨和股骨参考架

（4）骨注册

1）无须术前 CT 扫描，NAVIO 依赖标准的无图像原理虚拟构建患者的解剖和运动。

2）使用点探针识别内踝内侧和外踝上最突出的点，注册踝关节中心。

3）借助股骨示踪器，通过髋关节的环周运动计算髋关节中心。此阶段的关键是避免出现骨盆运动，这可能是错误的来源，应从大约 20° 的屈曲开始（避免髋关节屈曲＞ 45°），然后缓慢旋转髋关节，直到屏幕上图形的所有部分都变成绿色。

4）将腿完全伸直，握住足部支架，轻压膝关节，获得关节内翻、外翻畸形和屈曲挛缩数据，计算肢体的机械轴。

5）将膝关节屈曲达到最大度数，尽可能收集所有在 20°~ 50° 的数据。

6）随后施加内翻或外翻应力，记录关节内外侧间隙数据评估内侧和外侧间隙的松弛程度。内侧间隙数据显示为橙色，外侧为紫色。这些数据将用于确定内外侧间隙的松弛程度，以备实现适当的关节平衡。

7）股骨髁表面注册需采集四个标志点，分别为使用点探针注册膝关节中心、内侧后髁最低点、外侧后髁最低点和髁间窝最高点（图 4-8-4）。

8）用探针"绘制"整个股骨髁表面（图 4-8-5）。

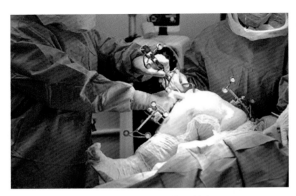

图 4-8-4　股骨髁表面注册

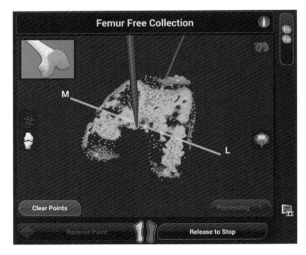

图 4-8-5　探针"绘制"整个股骨髁表面（屏幕截图）

9）完成股骨表面绘制后，如果外科医生觉得旋转轴不理想，可以重新定义股骨轴生成新的旋转轴。

10）采集三个胫骨标志点，分别为膝关节中心、内侧平台点和外侧平台点。选择胫骨旋转轴，即胫骨 AP 轴、ML 轴、基于股骨机械轴的胫骨旋转轴，或参考胫骨结节内侧 1/3 的旋转轴。最后用探针绘制胫骨髁表面，将之前采集的胫骨机械轴和旋转轴可视化（图 4-8-6）。

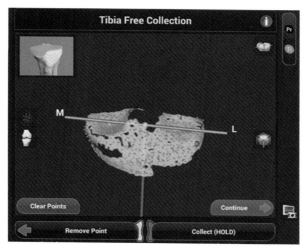

图 4-8-6 胫骨髁表面的注册与绘制（屏幕截图）

（5）假体规划

1）NAVIO 系统提供股骨和胫骨解剖、软组织韧带张力和关节平衡的虚拟重建。

2）规划可以分三步，分别为初始大小和摆位、间隙规划 / 平衡以及切骨导向放置。在注册过程中收集的标记点用于调整组件的大小和位置。

3）股骨侧假体规划使用横截面模式，首先确认假体大小可以覆盖足够的股骨表面，并避免过度覆盖。前后移动假体避免出现 notching，一定要评估假体前方尖端与骨表面的过渡，并评估假体能否覆盖矢状面和横断面上后方。

4）胫骨侧假体规划方面，NAVIO 软件可以提供一个基于先前胫骨采集数据的假体原始尺寸和初始位置，首先在横断面调整并确认假体的大小，参考胫骨机械轴确定其后倾角度，反映了胫骨组件相对于配准过程中定义的机械轴斜率。胫骨假体的旋转参考胫骨 AP 轴被初始设置为 0°，但最终胫骨假体的旋转和放置需要手动完成。NAVIO 软件默认胫骨垫片为最薄的垫片，但可以根据情况调整。

5）间隙规划的目标是调整假体的摆位或者松解软组织，使伸直和屈曲间隙得到平衡，即在完整的运动弧中，假体之间有 1 ～ 2 mm 的松弛度，没有相互重叠，然后术者可以评估截骨厚度和下肢力线机械情况。外科医生可以通过调整假体在冠状面、矢状面的位置获得理想间隙（间隙在基线上方 2 ～ 3 mm），屈曲间隙的平衡可以通过调整股骨假体内外旋实现（图 4-8-7）。

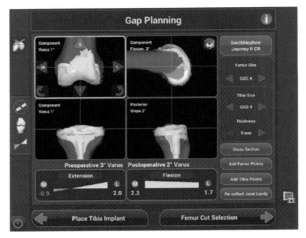

图 4-8-7　规划屏幕显示整个屈曲范围内的预测间隙（屏幕截图）

　　6）关节松弛度评估包括收集在整个膝关节活动范围内的韧带应力或松弛度的信息。首先在保持患肢完全伸直和 –10° ~ +10° 屈曲的同时，对侧副韧带施加恒定的最大应力，以收集内翻、外翻数据。然后生成一个柱状图，再将膝关节弯曲至 90°，同样对侧副韧带施加恒定的最大应力，收集膝关节屈曲 80° ~ 100° 范围内的内翻、外翻数据。

　　（6）机器人辅助截骨

　　1）截骨可以选择使用 5 mm 磨钻或者摆锯，或者两者结合。

　　2）根据术前规划，使用机器人手柄在股骨上制作锁定插槽，安装截骨导向器，完成股骨远端截骨，再安装五合一截骨导向块，完成股骨所有截骨（图 4-8-8）。

　　3）胫骨截骨方法同股骨。

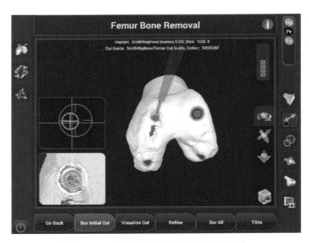

图 4-8-8　股骨磨骨过程（屏幕截图）

（7）假体试模安装

1）当骨表面研磨效果满意后，安装临时试模，评估假体位置、下肢力线、关节活动范围、内外翻平衡情况（图 4-8-9）。

2）NAVIO 可以定量评估安装假体后内外侧间隙的松弛度以及冠状位下肢力线，并允许与规划阶段创建的初始方案进行比较。

3）如平衡不满意，可以进行调整。需要返回假体位置计划界面，调整适当的参数，如后倾或磨骨深度等。

4）然后进行重新研磨截骨，当最终结果满意时再置入假体。

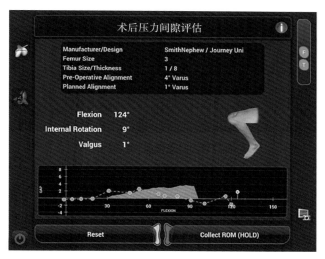

图 4-8-9　整段屈曲范围应力下的间隙评估（屏幕截图）

3. 注意事项

（1）正确组装 NAVIO 系统是确保手术顺利的第一步。台车放置位置应该能使外科医生轻松地操作图像用户界面，并在手术过程中提供视觉反馈和指导。

（2）患肢消毒铺单后，监视器也要覆盖无菌膜，方便外科医生在术中操作触摸屏。

（3）NAVIO 手柄也应该根据外科医生的偏好进行组装，建议使用 5 mm 球形磨钻磨骨。

（4）术中去除所有可能干扰的骨赘，确保膝关节能够屈曲到约 120°。

（三）总结

NAVIO 系统由手持切削工具、跟踪系统和显示器组成，跟踪系统可以监视手持切削工具的位置，计算机系统则提供锉刀位于期望磨削区的可视化显示。NAVIO 系统最早只能用于单髁关节置换，现阶段已扩展至 TKA。该系统无须借助 CT 影像导航，术中需要借助下肢体表及关节表面的解剖标志点进行定位，同时植入标记组件，之后完成手术规划。该系统为半主动系统，设计特点在于可以伸缩的切割模块钻头，当术中活动范围超出规划范围时，钻头会自动回缩到保护套内，避免损伤周边组织。此外，NAVIO 系统学习曲线较短，在恢复下肢力线和关节线方面的准确性明显提高。

Laddha 等进行一项 63 例 NAVIO 系统辅助全膝关节置换术的前瞻性研究。术后第 5 天，患者进行影像学检查评估下肢力线和假体角度，术前规划软件角度与术后下肢力线的平均偏差为 1.24°，胫骨侧在冠状面和矢状面的平均偏差分别为 0.33° 和 0.66°，股骨侧分别为 0.62° 和 0.30°，后髁偏距偏差为 0.03°。NAVIO 规划软件可以将冠状面下肢力线整体异常值从 3° 降低到 1.2° 以下，并将冠状面和矢状面的假体位置错误降低到 1° 以下。作者认为，NAVIO 机器人在冠状面和矢状面均接近完美的下肢力线和股骨 / 胫骨假体准确放置位置。

Kayhan Turan 等报道一组 109 例（142 膝）NAVIO 机器人辅助全膝关节置换术，下肢线标准参考动力学对线。比较发现，术后 HKA、JLCA 和 mMPTA 均有明显纠正（分别为 $P \leq 0.001$，< 0.001，0.029）。术后随访中，所有患者的临床评分均显著增加。作者认为，NAVIO 机器人辅助 TKA 可以显著纠正 HKA、mMPTA 和 JLCA 的畸形角度。

NAVIO 辅助全膝关节置换手术是一种创新技术，NAVIO 系统集成了智能机器人平台、软件、智能操作系统、数据分析系统等多个模块。在植入假体前，使用可视化切割技术准备，校准机械和韧带数据可以为每个患者定制治疗计划。此外，该系统能够在无 CT/MR 影像引导的前提下完成手术，可以实时规划和评估操作误差，并能改善下肢力线线、关节稳定性，使假体尺寸、安放位置更加科学准确。

二、OMNI Botics 手术机器人

（一）简介

● OMNI Botics 膝关节系统（Corin，雷纳姆，马萨诸塞州，美国）是一种无影像的机器人辅助人工全膝关节置换手术（RAS-TKA）平台，通过整合术中三维解剖模型和实时术前、术后韧带和间隙运动完成膝关节截骨和韧带平衡。

● OMNI Botics 系统由用于股骨截骨导向的微型机器人（OMNIBot）和韧带张力平衡工具（BalanceBot，以前被称为主动式间隙测量模块）组成（图 4-8-10）。

（1）主动式间隙测量模块（图 4-8-11）是一种计算机控制的韧带张力和间隙平衡工具，用于精确测量和重建截骨前后的软组织张力。

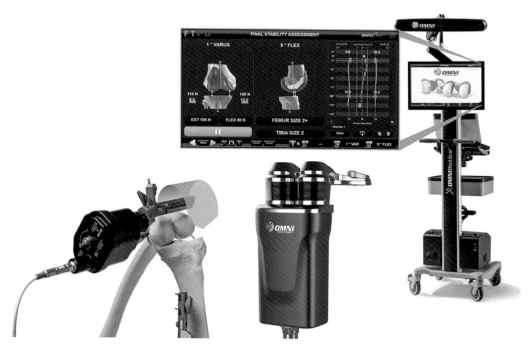

图 4-8-10 OMNI Botics 膝关节系统

注：微型机器人 OMNIBot 用于股骨截骨导向，韧带张力工具 BalanceBot 用于张力平衡测定

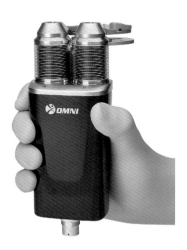

图 4-8-11 BalanceBot 主动式间隙测量模块

（2）主动式间隙测量模块也可以用于试模复位后测量张力和平衡，指导后续

韧带平衡处理。

● 骨形态拟合是进行三维形态信息采集、形成三维表面特征的过程，资料库中的标准化骨骼模型会在系统中完成虚拟建模以匹配术中采集到的三维表面特征。

重建匹配过程无须术前 CT、MRI 或 X 线影像，能减少放射暴露、花费以及时间负担，其匹配精度在 1 mm 以内（图 4-8-12）。

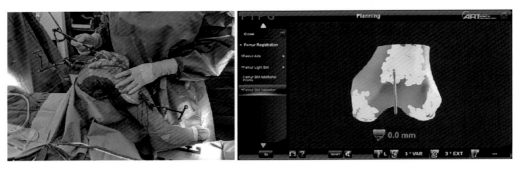

图 4-8-12　骨表面形态匹配过程（Bone Morphing）

● 有经验的术者完成术中注册过程需要花费 2 ~ 3 min。

● 系统支持根据测量截骨和（或）间隙平衡技术的假体规划。

● 使用固定在骨上的 iBlock 机器人辅助截骨导板，由手术医生完成截骨。

● OMNI Botics 机器人系统可以调整截骨界面匹配数据，即能够以 0.25 mm 的增量调整股骨前后截骨的深度和角度，进而获得更好的假体压配，适应不同的假体固定方式。

● OMNI Botics 可匹配 Corin 公司的膝关节假体系统（Apex/Unity/HLS KneeTec 膝关节系统）（图 4-8-13）。

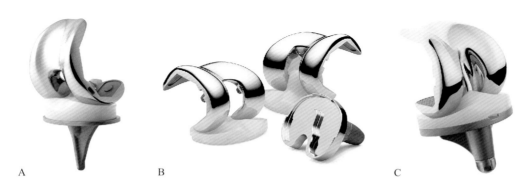

A　　　　　　　B　　　　　　　C

图 4-8-13　Corin 公司膝关节假体系统

注：A Apex；B Unity；C HLS KneeTec

（二）操作技术

1. 手术入路与传统 TKA 相同。

2. 安装股骨侧和胫骨侧参考架，使用平行骨针固定（图 4-8-14）。

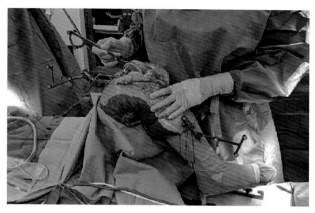

图 4-8-14　股骨及胫骨参考架安放

（1）胫骨参考架的固定针经皮自内向外安装，可以靠近切口，也可以尽可能远离切口，避免干扰主动式间隙模块的工作。

（2）股骨参考架的固定针安放在切口内，位于内侧副韧带止点前方。股骨参考架的 2 枚固定针同时起到支撑机器人截骨导向器的作用。

3. 采集髋关节旋转中心。

4. 确定踝关节解剖中心。

5. 使用探针开始骨形态采集。

（1）随着探针尖端划过骨表面，系统会描绘出骨与软骨表面特征。

（2）采集内侧、外侧髁以及股骨远端前侧面，与资料库中的三维模型匹配，描绘精度误差在 1 mm 内。

6. 使用可调节截骨板完成胫骨截骨。

按照导航将可调节截骨板安放在初始位置，使用调节螺栓进行微调，直至截骨面与术前规划相匹配。

7. 根据最优的胫骨截骨策略，在股骨截骨前将主动式间隙测量模块插入关节间隙，获取患者个体化的屈伸间隙载荷（图 4-8-15）。

（1）确认载荷后，激活间隙模块，屈曲活动膝关节，支撑膝关节后方，软件自动显示实时的膝关节屈曲状态下的内外侧间隙。

（2）此时注意避免对膝关节施加内外翻或旋转应力。

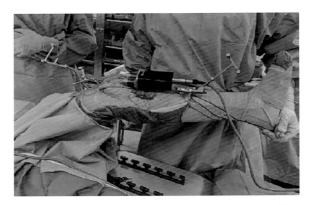

图 4-8-15 完成胫骨截骨后，插入主动式间隙测量模块，评估屈曲过程中的间隙

8. 通过变换主动式间隙测量模块的模式（受力模式 / 间隙模式），设备会在特定张力下锁定其张开高度，此时施加内外翻应力，评估膝关节间隙张口情况。

9. 参照松弛程度预测曲线（图 4-8-16），完成股骨规划。

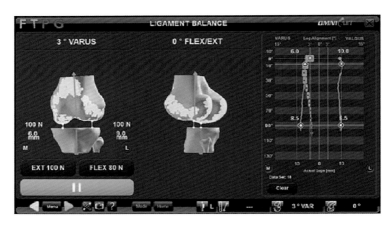

图 4-8-16 松弛度预测曲线

（1）调整股骨假体的内外翻和旋转，获得内外侧屈伸间隙的平衡。

（2）股骨假体的屈曲和前后位置也可以在截骨前进行调整。

（3）松弛度预测曲线可用于评估关节线抬高对中段屈曲松弛度的影响。

（4）通过改变股骨远端截骨深度调整屈伸间隙。

10. 韧带松解可以在截骨前或截骨后进行，取决于采取的软组织平衡策略。

11. 确认股骨截骨策略后，安装机器人，在机器人引导下按顺序完成股骨远端 5 个平面的截骨（图 4-8-17）。

12. 截骨完成后，评估间隙和力线（图 4-8-18）。

13. 取下机器人，安装试模，测量间隙（图 4-8-19）。

如果需要调整截骨，可以再次安装机器人，设定方案后，重新完成截骨。

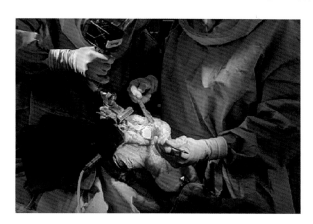

图 4-8-17 在机器人辅助引导下，由手术医生完成股骨截骨

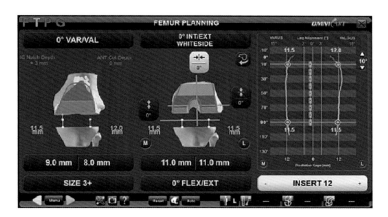

图 4-8-18 利用松弛度预测曲线评估力线和间隙，此时可调整衬垫厚度，预测间隙松弛度

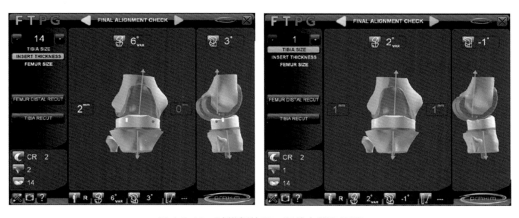

图 4-8-19 试模复位后，评价力线和间隙

（三）总结

机器人辅助 TKA 能够获得具有高度可重复性的下肢标准力线，减少角度离群值，中期随访结果提示假体在位率满意，未发生无菌性松动、慢性疼痛或膝关节不稳等情况。OMNI Botics 手术后早期的膝关节功能评分较传统手术明显改善，包括 KOOS 评分、KSS 评分、生活质量评分以及患者满意度等。与完成学习曲线后的手术相比，学习曲线过程中的手术用时平均延长约 7 min。部分系统评价认为机器人手术的精确度和可重复性优于传统手术和患者定制截骨导板（PSI）手术。PSI 手术的定制截骨导板多按照骨表面形态制作，难以获得满意的匹配，且无法提供实时的间隙测量值。与其他机器人手术相比，OMNI Botics 机器人辅助手术无需术前影像学检查，依赖术中注册匹配三维骨模型；手术机器人直接固定在手术区，无须光学或电磁示踪设备，避免了术中对手术人员视线的遮挡；机器人不占据手术医生空间，减少了对手术室空间的要求。但手术力线的评估仍然建立在光学示踪设备的基础上，在进行力线评价时需要注意避免遮挡。该手术系统不提供动力系统，截骨仍然需要手术医生依照截骨导向器采用传统动力系统完成。在选择 1.27 mm 厚度锯片时，仍需要注意传统截骨板手术中出现的锯片移位导致截骨不精确的问题。与其他机器人手术系统一样，该系统辅助下的 TKA 手术同样会增加手术整体开销、手术计划时间等消耗，其卫生经济学效益仍有待长期结果证实。

Corin 公司的 OMNI Botics 膝关节辅助手术系统是一款小巧的机器人手术系统。由于该系统并未集成机械臂和动力系统，对手术室空间要求较低。OMNI Botics 机器人系统直接与患肢骨骼固定，避免了手术室人员或器械遮挡对机器人系统的干扰。BalanceBot 主动式间隙测量模块是该系统的优势，能够实时记录关节间隙和张力变化，指导确定股骨侧的截骨平面位置，获得更为精确的关节间隙和肢体力线，这一特点更匹配以间隙平衡为基础的软组织平衡和截骨策略。该系统同样支持测量截骨为基础的软组织平衡策略，BalanceBot 同样能够指导软组织松解和平衡。胫骨侧截骨通过螺栓进行微调，匹配术前规划。OMNI Botics 膝关节辅助手术系统及其匹配的假体系统在国内并未上市，因此国内缺乏对该系统应用的客观评价。

三、TSolution One 手术机器人

（一）简介

● TSolution One 是一种基于影像的主动式磨钻机器人系统，可用于人工髋膝关节置换手术（TSolution One 系统用于 THA 请参考本书前面章节）。其前身是美国 ISS 公司所开发的 ROBODOC 手术机器人系统（图 4-8-20）。

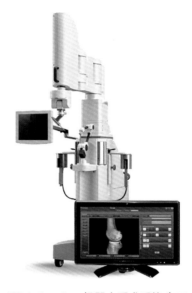

图 4-8-20　TSolution One 机器人手术系统（TCAT TKA）

● ROBODOC 和 TSolution One 系统的发展详见本书前面章节（TSolution One 机器人辅助人工全髋关节置换术）。

● ROBODOC/TSolution One 系统基于术前 CT 影像学分割建模进行手术规划。TPlan 术前规划系统能精确重建假体位置和髋膝踝（HKA）机械轴（图 4-8-21）。

● TSolution One 是一种开放平台的机器人手术系统，允许手术医生选择假体。

（二）操作技术

1. TSolution One 系统辅助人工全膝关节置换术（TKA）的手术适应证与传统 TKA 相似。

2. 相对禁忌证包括伴有严重冠状面畸形（＞15°）的肥胖患者、固定屈曲畸形＞15°、炎性关节病以及韧带松弛。

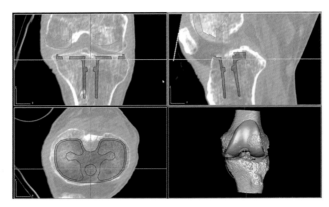

图 4-8-21 使用 TPlan 3D 影像工作站完成术前虚拟手术

3. 术前准备包括膝关节正侧位 X 线片、下肢全长 X 线片以及患肢 CT。

（1）术前"虚拟手术"要求完成薄层（< 3 mm）CT 扫描。

（2）CT 影像导入 TPlan 3D 影像工作站（THINK Surgical Inc., Fremont, 加州）完成基于影像的术前规划（图 4-8-22）。

（3）手术前将手术规划上传至 TCAT 机器人辅助工具。

4. TCAT 进行无菌铺单。

5. 手术入路与常规 TKA 相同。

提供专用的腿架固定手术侧肢体（图 4-8-23）。注意，固定针已放置，固定患侧肢体膝关节，避免在操作过程中发生活动。

6. 安装导航标记和骨活动监测器（BMM）。

7. 在股骨远端和胫骨近端分别穿入横行固定针。

8. 完成工作空间检查。

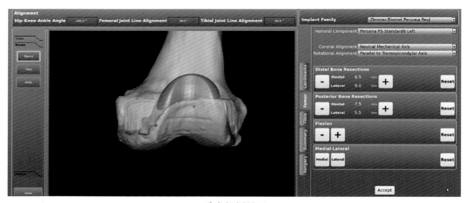

手术规划界面

图 4-8-22 TPlan 3D 术前规划

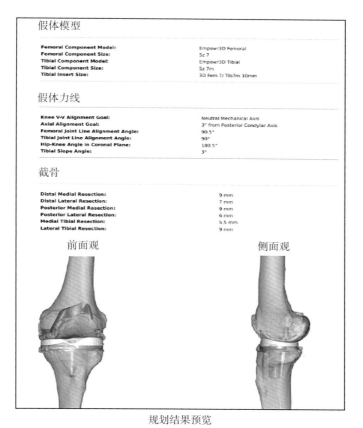

假体模型

Femoral Component Model:	Empowr3D Femoral
Femoral Component Size:	Sz 7
Tibial Component Model:	Empowr3D Tibial
Tibial Component Size:	Sz 7m
Tibial Insert Size:	3D Fem 7/ Tib7m 10mm

假体力线

Knee V-V Alignment Goal:	Neutral Mechanical Axis
Axial Alignment Goal:	3° from Posterior Condylar Axis
Femoral Joint Line Alignment Angle:	90.5°
Tibial Joint Line Alignment Angle:	90°
Hip-Knee Angle in Coronal Plane:	180.5°
Tibial Slope Angle:	3°

截骨

Distal Medial Resection:	9 mm
Distal Lateral Resection:	7 mm
Posterior Medial Resection:	9 mm
Posterior Lateral Resection:	6 mm
Medial Tibial Resection:	5.5 mm
Lateral Tibial Resection:	9 mm

前面观　　　　侧面观

规划结果预览

图 4-8-22（续）（屏幕截图，为手术规划报告）

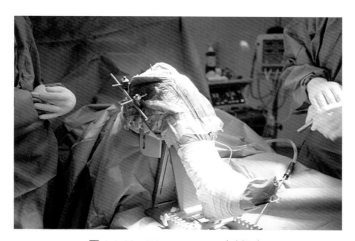

图 4-8-23　TSolution One 定制腿架

9. 使用特殊的固定架连接股骨和胫骨固定针，之后将固定针与机器人系统牢固固定（图 4-8-24）。

10.确认股骨和胫骨解剖标记，完成注册过程（图4-8-25、图4-8-26）。

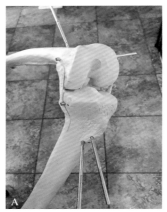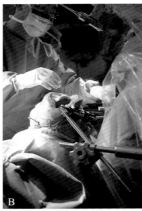

图 4-8-24　患者与 TCAT 系统牢固固定匹配

注：A 假骨示意图；B 术中示意图

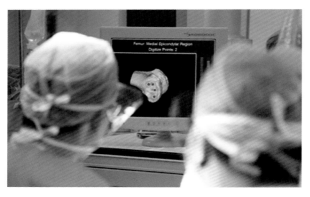

图 4-8-25　股骨解剖标记确认

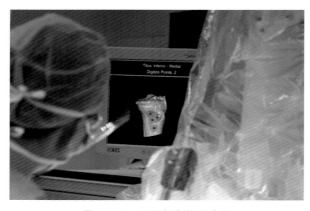

图 4-8-26　胫骨解剖标记确认

11. TCAT 与 TPlan 术前规划完成空间匹配。

12. 激活 TCAT 机器人手术系统，高速磨钻自动完成股骨和胫骨的截骨过程（图 4-8-27）。

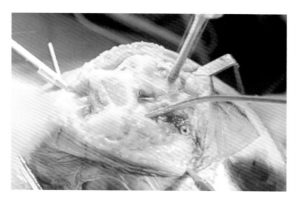
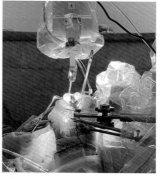
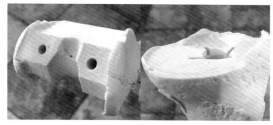

图 4-8-27 手术机器人的高速磨钻自动完成截骨过程

（1）手术医生全程监控截骨过程，并可以使用手动按钮叫停机器人自动操作。

（2）持续盐水冲洗清理磨锉骨屑。

13. 截骨完成后，继续假体试模和软组织平衡以及髌骨轨迹检查等常规 TKA 步骤（图 4-8-28、图 4-8-29）。

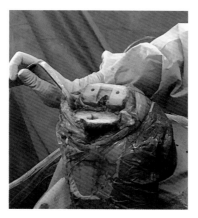

图 4-8-28 磨锉完成后骨面形态

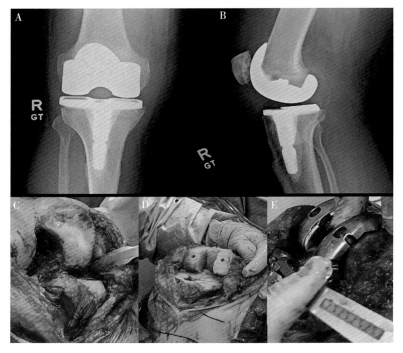

图 4-8-29　病例展示

（三）总结

与其他机器人手术系统一样，TSolution（以及早期的 ROBODOC）系统能提供具有可重复性的手术结果，减少下肢力线角度的离群值。其高速磨钻的应用能够减少因使用传统摆锯而产生的软组织和骨损伤，基于 CT 的三维术前影像学规划也能更精确地实现假体的旋转对线。TSolution 系统的应用能够减少所需手术人员的数量，通常只需要 1 名手术医生、1 名手术助手和 1 名刷手护士完成手术，现场需要 1 名 THINK Surgical 公司的技术支持人员提供技术辅助和机器人操作，同时以备现场故障排查。

TSolution 机器人手术具有一定的学习曲线。部分文献报道其学习曲线约为 15 例，换体位变化、人机交互和注册过程是学习曲线中的主要内容。骨磨锉所需时间较传统的摆锯操作时间更长。当前系统不支持不同组织的识别功能，即手术医生应当完成充分的手术区显露和软组织保护，避免在高速磨钻的移动路径内出现软组织，同时应全程进行监控，一旦可能发生软组织医源性损伤，应及时停止机器人工作。有关固定针相关并发症的报道有骨折、感染以及局部滑囊炎等。TSolution One 系统的卫生经济学评价仍然不得而知，因为缺乏长期的随访数据。

作为目前最常用的主动机器人手术系统，TSolution One 及其前身 ROBODOC

系统具有其他机器人手术系统不具备的优势，即可自动将手术规划转变为截骨结果，具有高效的可重复性，是一款比较成熟的主动式手术系统。与其他机器人系统相比，TSolution One 系统需要更多的手术室空间。该系统是一种开放平台式系统，支持多种假体选择，与其他系统仅支持本公司假体品牌相比，具有相应的优势。但是，部分国产品牌机器人同样为开放平台设置，在设计之初即存在比较好的适配性。TSolution One 的 TCAT 系统完全依据手术前 CT 分割建模进行手术规划，是一种可以很好匹配测量截骨法的手术辅助系统。但是该系统并不提供术中的软组织张力和关节间隙监测功能，仅能自动完成骨表面的处理，不适用于间隙平衡法的手术习惯。作为一款并未引进国内的机器人手术系统，该系统在欧美已经完成了相当多的病例，获得了基本良好的手术效果。

四、CASPAR 手术机器人

（一）简介

CASPAR 机器人系统是一款全自动型骨科机器人，由一个基于 CT 图像的交互式术前规划平台和一个改进的工业机器人组成，可以辅助骨科医生完成髋膝关节置换和前交叉韧带修复手术。CASPAR 机器人系统的硬件包含 3 个部分，为机械臂、摄像头、计算机系统。机械臂末端安装铣削刀具，用于铣削骨面；摄像头可以捕捉安装在各个组件上的可视化靶标来进行空间定位；计算机系统则根据 CT 数据生成术前规划，通过 3D 虚拟出一个手术操作地图，并通过机械臂的活动来限制手术安全边界。

（二）操作技术

CASPAR 机器人辅助全膝关节置换手术的整个过程包括安装基准标记钉、下肢 CT 扫描、术前规划、机器人手术实施。

1. 安装基准标记钉

为了实现术中定位，术者需要在无菌条件下消毒患肢，在股骨和胫骨上安装自攻螺钉作为基准标志物，并在螺钉尾部连接一个特殊的 CT 十字标记，以便进行后续 CT 识别。其中股骨钉安装在股骨远端前方，胫骨钉安装在胫骨前内侧（图 4-8-30、图 4-8-31），放置两个钉大约需要 15 min。两个切口应位于膝关节置换前正中切口走行之上。借助螺钉的导引，机器人可以进行几何计算以确定空间位置。为了保持稳定，螺钉应经过双皮质固定。基准钉安装完毕后闭合皮肤切口。总体而言，置钉过程中未发生明显并发症，随访期间也未观察到针道部位的应力性骨折。

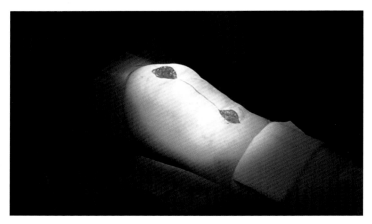

图 4-8-30　股骨、胫骨基准钉植入切口

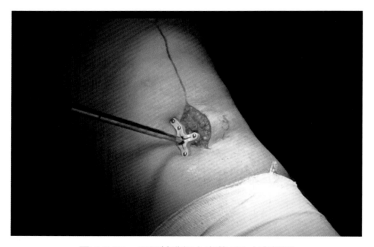

图 4-8-31　胫骨基准钉上安装 CT 十字标记

2. CT 扫描及术前规划

基准钉安装完成后，立即或者于第 2 天手术前进行患侧整个下肢螺旋 CT 扫描，特别注意股骨头、基准钉、膝关节和踝关节区域。患者呈平卧位，扫描层厚为 5 mm，在膝关节部分增加扫描密度，扫描层厚为 1 mm，患肢远端放置一根校准杆，用于控制 CT 扫描的质量并减少运动伪影。术前 CT 扫描的平均时间为 15 ～ 20 min。

将 CT 数据以 DICM 格式保存并传入机器人软件中，系统自动检查扫描质量，验证基准钉位置，并将 CT 数据进行三维成像，然后结合假体数据和 3D 模型进行术前规划和术中图像注册。外科医生需要识别特定的解剖标志，并计算股骨、胫骨在冠状面和矢状面的解剖轴和机械轴。关节线、股骨髁扭转（髁上线和后髁线之间的夹角）、胫骨扭转（胫骨平台后缘连线和踝关节中心线的夹角）均可以作为重要参数。外科医生可通过计算机反馈的数据进行不断的微调与修正，达到最优的假体安装位置，并预估关节面厚度正确选择假体尺寸与衬垫厚度。术前规划参数将保存在电脑中用作后续机器人控制，计算截骨的区域、范围并设定安全边界，以避免重复切割和保护周围软组织。生成的术前规划包含在膝关节伸直位显示假体位置和对线、假体的旋转对线以及假体的尺寸和匹配度。在规划程序结束时，所有角度和可能的几何平移均被记录（图 4-8-32）。最后，系统将打印出最终术前规划，整个术前规划大约需要 15 min。

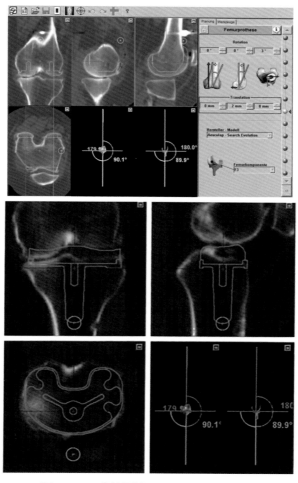

图 4-8-32　术前规划显示股骨假体规划参数

3. 手术技术

患者采取平卧位，在手术开始前反复屈伸膝关节，内收、外展下肢，旋转髋关节等，保证机器人捕获下肢位置等信息。经过股骨和胫骨上的自攻螺钉将膝关节固定在一个特别设计的支架上，该支架也用于安装软组织自动牵开器（图 4-8-33），同侧髋关节允许屈曲 50° 以便将整个腿部固定在支架上。为了防止腿部出现不必要的微小运动，刚性反射靶标被牢固固定在腿部支架上，红外摄像机系统不断监控反射靶标，一旦出现过度运动，系统就会自动关闭机器人（图 4-8-34）。采用传统的前正中切口和髌旁内侧入路完成基准标记钉注册，并使用带尖头可视化靶标对股骨、胫骨表面轮廓进行注册。注册靶标的尖头要穿过软骨直达软骨下骨，以减少软骨对注册准确性的影响。确保骨注册通过后，医生可以开动机器人进行骨面铣削。此过程全程由机器人自动操作，外科医生在旁进行监督运行状况。作为一种安全措施，外科医生需要不断地按下无菌遥控器上的机器人按钮，以保持切割动作安全。铣削刀具内部配备水冷和冲洗装置，防溅板有助于保持操作区域和反射球的干燥和清洁（图 4-8-35）。铣削过程中，医生可以根据切割的不同类型更换铣削头，整个铣削过程大约需要 18 min。如果需要，医生可以在手术过程中的任何时段更改为手工手术完成操作技术。一般情况下，铣削的骨表面形状准确且光滑（图 4-8-36）。去除固定支架和固定针，按照术前规划采用经典技术平衡软组织，最后植入假体。

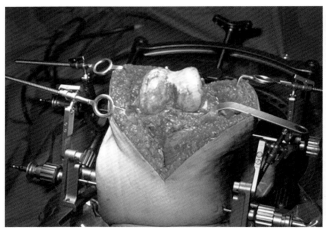

图 4-8-33　腿部支架及软组织牵开器

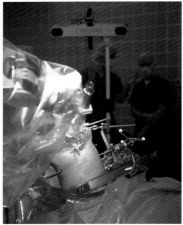

图 4-8-34　牢固固定在腿部支架上的刚性反射靶标

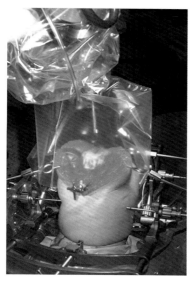

图 4-8-35　防溅装置以及安装在胫骨上的注册
　　　　　用十字架

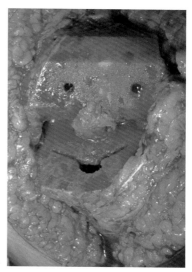

图 4-8-36　铣削好的胫骨、股骨骨面
　　　　　（保留后交叉韧带）

（三）总结

2000 年 3 月 27 日，CASPAR 机器人系统辅助成功完成了第一例全膝关节置换手术。此后，有 70 例患者（女性 49 例，男性 21 例）进行了 TKR 手术，其中 1 名 66 岁（46 ~ 87 岁）的女性接受双侧手术。传统手工对照组包括 52 例患者（女性 40 例，男性 12 例），平均年龄 68 岁（48 ~ 82 岁）。机器人手术组采用德国蛇牌公司 Evolution 膝关节假体，手工对照组采用美国捷迈公司 NexGen 假体，结果显示，机器人组的手术时间为 135 min（80 ~ 220 min），其中第 1 例患者的手术时间明显延长，而后面患者的手术时间几乎正常，约为 90 min。与传统手工手术相比，机器人组患者术后早期阶段的软组织肿胀似乎有所减少，膝关节活动范围似乎也恢复得更快，但这些结果并没有被量化。随后 7 例机器人组患者和 2 例手工组患者在全身麻醉下行膝关节手法松解，没有发生与 CASPAR 机器人系统直接相关的重大不良事件。1 例机器人组患者在手术中由于注册标记问题，股骨铣削过程未能按计划完成，最终改为手工手术。3 例患者的针尖部位出现表面皮肤刺激，通过保守治疗均得到解决。

具体测量结果显示，机器人组术后下肢力线与术前规划的总体平均差异为 0.8°（0 ~ 3°），令人满意（图 4-8-37）。在机器人组中，只有 1 例早期患者偏离术前规划角度 4°。手工组术后与术前相比，平均差异角为 2.6°（0 ~ 7°），其中 18 例患者（35%）的偏差大于 3°，最大偏差为 7°。两组差异非常显著（$P < 0.0001$）。本研究表明，经过短时间的学习后，Caspar 机器人系统执行手术结果与术前规划精度差低于 1°，95% 的患者下肢力线达到最佳结果，而手工手术组仅为 65%。机器人辅助全膝关节置换术的结果不仅优于传统手工手术，而且优于计算机辅助导航手术。Miehlke 等发现，计算机导航 TKR 术后，63% 的患者下肢力线处于在 3° 内外翻范围内的可接受范围内。

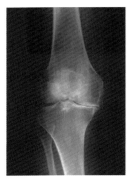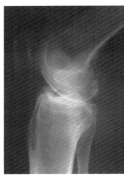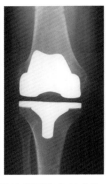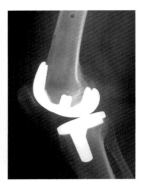

图 4-8-37　CASPAR 机器人辅助全膝关节置换患者术前、术后 X 线片

　　另外，机器人辅助全膝关节技术的另一个潜在好处可能是能够准确地规划铣削刀具轨迹，这将会降低损伤韧带、血管和神经的风险，这一点上，机器人优于手工操作。

　　全主动机器人 CASPAR 系统辅助全膝关节置换手术具有较高的精度和安全性，不需要额外开髓或髓内杆引导，不需要切割模块和夹具，特别在假体位置方面可以较好地保证手术的良好效果。这得益于该系统允许医生根据所有的参考轴、角度、旋转和倾斜调整手术计划。可以在所有平面上反复调整假体确切位置，而不需要过于匆忙。与此相反，手工手术却需要具有丰富临床经验的医生调整假体位置，并且也只能通过并不精确的 X 线片在术前进行近似规划。

　　CASPAR 系统另一个优势特点是，机器可以在术中精准可靠的执行术前规划。要求参考用的基准螺钉在整个手术过程中不能发生移动。手工手术无论采用髓内定位或者髓外定位都可能出现误差，甚至引发脂肪栓塞等不必要的并发症。手工手术术前规划的精确性在于 CT 数据，所以手术过程中无法改变计划。当然如果操作出现紧急问题，可以随时中止手术恢复手工操作。术中铣削去除的骨质在术前规划时已经明确，这就可以保证假体的良好覆盖，并避免不必要的软组织损伤，也可以将骨质丢失限制在最小程度，并保留后交叉韧带附着处骨块，无须使用特殊工具安装假体。骨质切割平面也可以绝对平整，保证假体绝对匹配，这也就使使用生物型假体成为可能。以上在手工手术中都无法实现。手工手术尽管有夹具引导，但锯片本身不是完全刚性，而且碰到硬化骨会发生偏离，另外由于软组织如肌腱、韧带、神经和血管等的影响，也会造成手工切骨的误差。

2005 年，Bellemans 等报道一项使用 Caspar 主动机器人辅助全膝关节置换术的前瞻性研究，25 例病例的平均随访时间为 5.5 年（5.1 ~ 5.8 年）。结果表明，所有机器人手术病例在三个平面均实现了良好的假体定位和对线，误差在 1° 范围内。

尽管手术精度比较高，但机器人手术操作时间过长、技术复杂性过高、操作成本极高。另外，机器人辅助手术目前尚未解决的问题是精确的软组织平衡，这对手术结果和膝关节的稳定性相当重要。这些缺点导致外科医生逐渐放弃了这一机器人，大多医生转向半主动智能机器人系统。

另外，文献中提到 Caspar 机器人可以辅助全髋关节置换手术，但截至目前，笔者未找到相关病例报道。

五、VELYS 手术机器人

（一）简介

人工全膝关节置换术（Total knee arthroplasty，TKA）是临床治疗终末期退行性关节病标准方法之一。TKA 能够有效地缓解膝关节疼痛，改善患者的运动功能。然而，尽管术前精心制订适合患者的手术计划并仔细执行置换手术，部分患者对术后效果并不满意。其原因之一可能是假体的植入并非术前规划那般精准。为精准植入假体，机器人辅助手术技术应运而生。最近诸多研究表明，与传统手工手术相比，机器人辅助全膝关节置换术可以提高假体安装的准确性，尤其是在冠状面方面。美国强生公司的 VELYS 机器人系统便是其中之一。

VELYS 机器人（图 4-8-38）基于 Orthotaxy 手术软件系统由 Mark Clatworthy 医生在 2014 年研发，于 2018 年 2 月为强生医疗收购。2020 年 11 月，Mark Clatworthy 医生完成世界第一例 VELYS 机器人辅助 TKA 手术。2021 年 1 月，VELYS 机器人辅助技术获得美国 FDA 上市许可。

VELYS 机器人辅助 TKA 方案需搭配强生公司的 ATTUNE 人工全膝关节系统，已被证明能精确匹配患者的解剖结构，可借助专有技术提供的稳定性和运动性改善 PRO（patient reported outcomes）。VELYS 机器人辅助 TKA 具有以下特点。

1. 该系统为无影像设计，无须患者术前做 CT 检查。

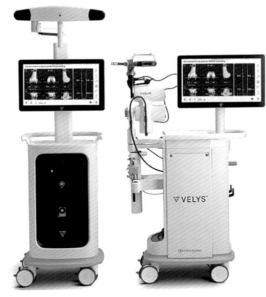

图 4-8-38　VELYS 机器人系统

2. 该系统为首个安装在手术台上的机器人系统，能更好地适应外科医生的工作习惯（图 4-8-39）。

3. 该系统占用空间更小，不到其他机器人的一半，高效紧凑的设计可集成到任何手术室中。

4. 实时显示膝关节间隙平衡数据，帮助医生可视化操作，并更好地预测关节稳定性。

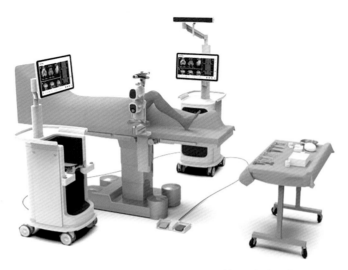

图 4-8-39　VELYS 机器人的机械臂与手术床固定

5. 与手动 TKA 相比，VELYS 机器人系统通过改进的配准、切骨和最终力线，有助于实现一致、高效的手术操作。

6. 注册过程仅需要少于 20 个点或通过表面定义所有相关解剖标志和参考轴，相较于其他注册需要 60 ~ 90 个注册点的机器人明显高效。

7. 支持 ATTUNE 全膝关节系统的设计，提供准确、一致的计划执行，患者临床效果更好。

8. VELYS 机器人系统采用患者个性化对线，患者报告测量结果（PROMs）明显改善。

9. VELYS 机器人系统拥有更广泛的数字平台，可用于髋关节置换手术和肩关节置换手术等（图 4-8-40）。

10. VELYS 机器人系统

（1）主体部分：机器人设备控制台、锯、250 HZ 高速摄像头、触摸屏和脚踏开关。

（2）辅助部分：机器人辅助设备、传输设备和触摸屏。

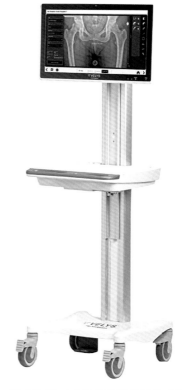

图 4-8-40　VELYS 髋关节导航系统

（二）操作技术

1. VELYS 机器人全膝关节置换术步骤

（1）骨标志注册。

（2）下肢初始力线，关节可矫正性和平衡评估。

（3）手术计划——胫骨侧。

（4）机器人切除胫骨。

（5）平衡评估。

（6）手术计划——股骨侧。

（7）机器人切除股骨（远端、前、后和斜面）。

（8）安装试模，重新评估下肢力线及关节平衡。

2. 手术技术

（1）患者体位、机器摆放与切口显露（图 4-8-41）：患者取平卧位，机械臂固定于术侧床沿，按医生习惯进行切口暴露，一般选择前正中切口，取髌旁内侧入路。

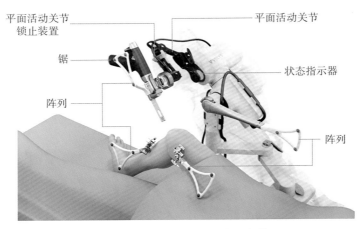

图 4-8-41　患者体位、机器摆放

（2）切口暴露和检查点安装（见图 4-8-42、图 4-8-43）：检查点安装在股骨和胫骨上，在手术过程中作为固定的参考点，目的是用以确认参考架未发生移动。检查点不应该被软组织覆盖，且容易定位，因此每个检查点放置的位置不应在截骨面上，如放置在计划的胫骨切除平面以下。

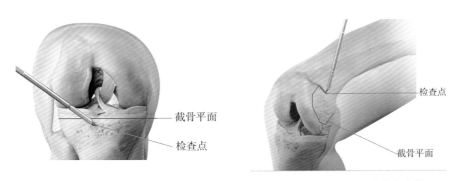

图 4-8-42　胫骨侧检查点安装　　　　**图 4-8-43　股骨侧检查点安装**

（3）骨阵列安装：股骨、胫骨阵列是为机器人系统创建精确参考系的固定参考点。摄像系统在整个手术过程中跟踪这些阵列的方向，为机器人系统"看到"膝关节的特殊方式。阵列通过夹子分别固定在股骨和胫骨上，保证固定牢固，任何移位都可能导致系统准确性下降，甚至可能导致无法使用机器人设备完成手术。另外，要保证阵列始终位于照相机的视线范围内，且不影响手术操作（图 4-8-44）。

（4）骨检查点注册（图 4-8-45）：将探针尖端放入胫骨、股骨检查点分别进行注册。注册过程的目的是获取解剖标志点和各种参考轴线。在开始注册之前，要移除可能影响注册的骨赘，包括后髁骨赘、半月板和前交叉韧带，当使用 PS 假体时也需去除 PCL。

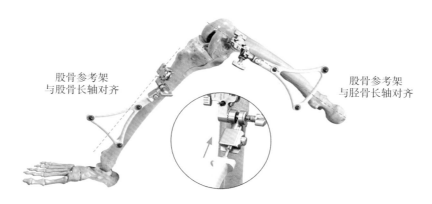

图 4-8-44　股骨、胫骨阵列及固定装置

股骨参考架
与股骨长轴对齐

股骨参考架
与胫骨长轴对齐

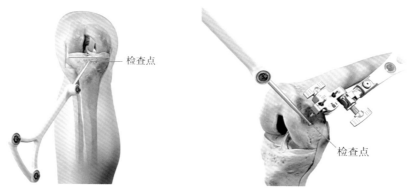

检查点

检查点

图 4-8-45　胫骨、股骨检查点注册

1）股骨头中心：屈髋屈膝 30°，旋转下肢，获取股骨头中心位置（图 4-8-46）。

2）踝关节中心：注册内踝、外踝，获取胫骨远端机械轴线（图 4-8-47）。

3）胫骨近端轴线：注册髁间棘中心、内外侧平台最低点，获取胫骨近端矢状面轴线（图 4-8-48）。

4）股骨远端轴线：股骨髁间窝顶点、内外上髁点、内外侧髁远端最低点、内外侧后髁最低点。

5）股骨远端骨面：前皮质、内外侧髁骨面、后髁骨面。

（5）下肢力线评估：伸直膝关节，在内翻膝关节施加外翻力并观察下肢力线，这决定膝关节的可矫正性，并决定是否需要松解软组织达到理想的下肢力线（图 4-8-49）。屈膝 90°，通过内外旋髋关节给膝关节施加内外翻应力，以此判断张力状态下屈膝位的内外侧间隙。

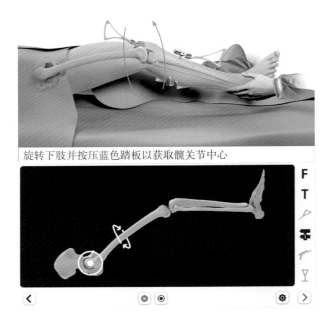

图 4-8-46 患侧股骨头中心注册（屏幕截图）

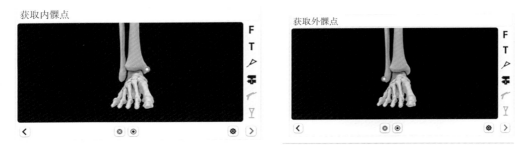

图 4-8-47 胫骨远端注册

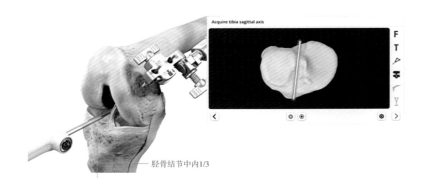

图 4-8-48 胫骨近端矢状面轴线

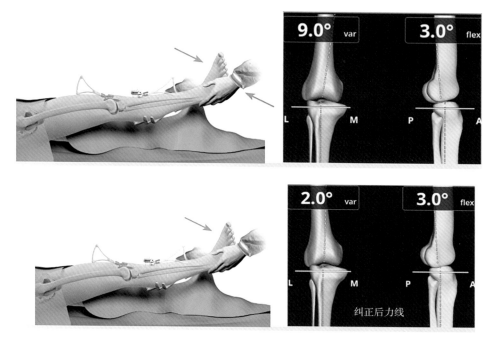

图 4-8-49　内翻膝施以外翻应力，内翻 9° 纠正至 2°，表明不需要软组织松解就可以到达下肢力线

（6）手术计划——胫骨侧：通过调整骨切除角度及骨量同时规划股骨、胫骨假体的位置角度，VELYS 机器人系统默认以下设置。①股骨冠状面对线：相对股骨机械轴无内翻、外翻。②远端股骨切除 9 mm，自最远端计算。③股骨旋转：参考后髁轴（PCA）、通髁轴（TEA）及 Whiteside 线，默认外旋 3°。④股骨假体屈曲：参考股骨矢状轴。⑤股骨假体前后位置：避免出现 Notch 或者间隙。⑥后髁切除量：通常设为 8 mm。⑦股骨假体大小：基于股骨前后轴。⑧胫骨冠状面对线：相对胫骨机械轴无内翻、外翻。⑨胫骨截骨量：内侧平台最低点下 2 mm。⑩胫骨后倾：PS 假体设为 0 ~ 3°，CR 设为 3° ~ 5°（图 4-8-50）。

1）胫骨检查点验证：使用探针尖端验证胫骨检查点，验证通过后，将机器人机械臂靠近胫骨截骨位置并验证。

2）胫骨截骨并验证：固定腿部，放置软组织牵开器，然后将机器人移动到精确的切除平面，用摆锯实施截骨，并验证截骨准确性（图 4-8-51、图 4-8-52）。

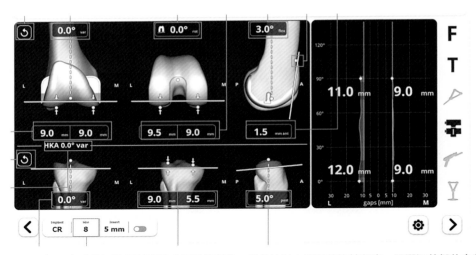

图 4-8-50 机器人系统初始规划设置（显示伸直位、屈曲位时内侧间隙均较紧张，需要调整假体参数，获得平衡）

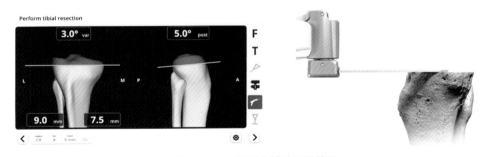

图 4-8-51 机器人辅助胫骨截骨

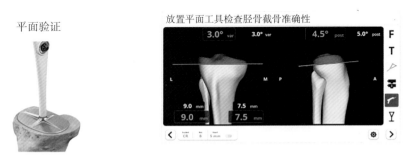

图 4-8-52 胫骨截骨面验证

3）后方骨赘清除：移走机器人，清理骨赘，尤其应设法清除股骨髁后方骨赘（图 4-8-53、图 4-8-54）。

4）胫骨截骨后下肢力线的重新评估和关节平衡：在关节间隙中插入韧带张力器，全程屈伸膝关节，生成间隙平衡图，为进一步调整假体参数使关节间隙获得平衡做准备（图 4-8-55）。

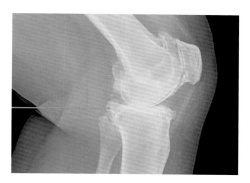

图 4-8-53 股骨、胫骨后方骨赘

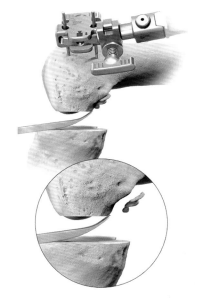

图 4-8-54 使用弧形骨刀清除股骨后方骨赘

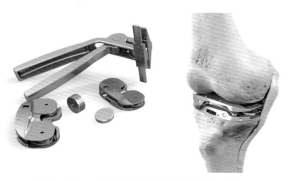

图 4-8-55 韧带张力器及置入关节间隙情况

（7）手术计划——股骨侧：根据预平衡方案，重新调整股骨相关参数，包括股骨大小、旋转、前后内外位置等，直至膝关节屈伸间隙平衡（图4-8-56、图4-8-57）。

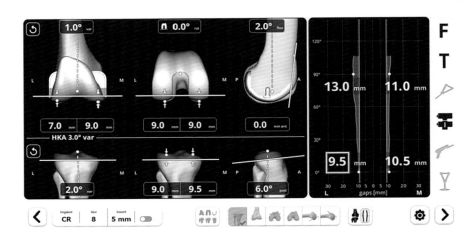

图4-8-56　清理骨赘后股骨规划和平衡图，重新评估膝关节软组织平衡（显示伸直位间隙紧张，以外侧为著）

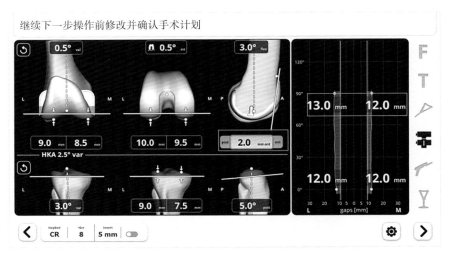

图4-8-57　改变股骨假体位置来平衡关节间隙：将股骨假体由原来的内翻1°调整为外翻0.5°，屈曲由原来的2°调整为2.5°，此时膝关节屈伸间隙获得最佳平衡（屏幕截图）

1）股骨检查点验证：使用探针尖端验证胫骨检查点，验证通过后，将机器人机械臂靠近股骨截骨位置并验证（图4-8-58）。

2）胫骨截骨并验证：固定腿部，放置软组织牵开器，然后将机器人移动到精确的切除平面，用摆锯实施股骨远端截骨（图4-8-59），验证截骨准确性（图4-8-60）。

随后依次完成股骨前髁、后髁以及斜面截骨（图 4-8-61 ~图 4-8-64）。

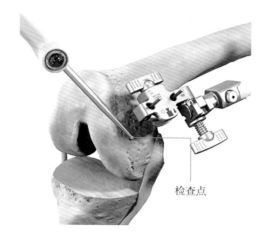

图 4-8-58　股骨检查点验证

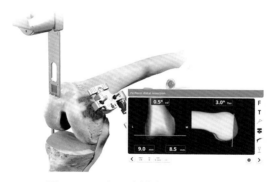

图 4-8-59　机器人辅助股骨远端截骨

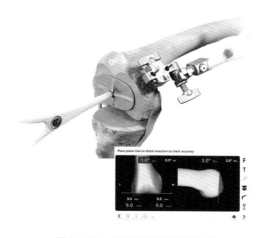

图 4-8-60　股骨远端截骨面验证

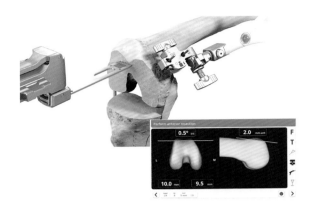

图 4-8-61　机器人辅助股骨前髁截骨

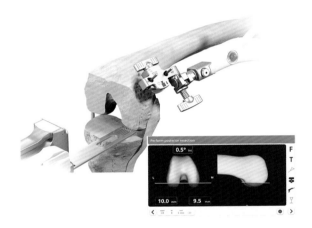

图 4-8-62　机器人辅助股骨后髁截骨

后斜面截骨

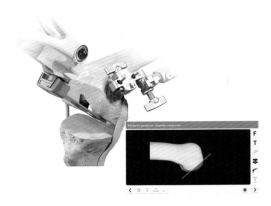

图 4-8-63　机器人辅助股骨远端下斜面截骨

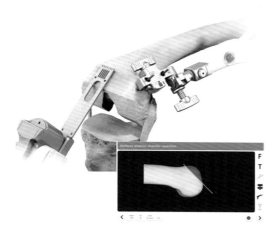

图 4-8-64　机器人辅助股骨远端上斜面截骨

（8）试模安装和评估：安装假体试模，重新评估间隙平衡与下肢力线情况（必要时可以二次截骨）（图 4-8-65）。

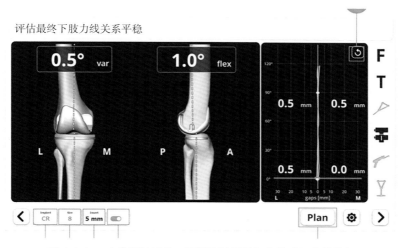

图 4-8-65　安装假体试模，重新评估间隙与力线（屏幕截图）

（9）推荐置换髌骨：髌骨为解剖型，其旋转应与股骨假体的旋转匹配（图 4-8-66）。

（10）植入最终假体，闭合切口。

（三）总结

Doan 等采用 40 例尸体标本验证 VELYS 机器人系统的准确性。5 名骨科医生对一侧膝关节使用 VELYS 机器人 TKA 手术，对另一侧膝关节行常规手工手术，术前术后均行 CT 扫描。结果显示，与手工手术组相比，机器人手术组在股骨冠

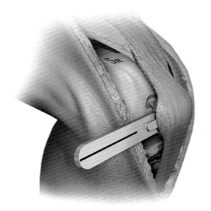

图 4-8-66　髌骨置换，使其旋转与股骨假体旋转匹配

状面对线（0.63° ± 0.50° vs 1.39° ± 0.95°，*P* < 0.001）、矢状面对线（1.21° ± 0.90° vs 3.27° ± 2.51°，*P* < 0.001）、胫骨冠状面对线（0.93° ± 0.72° vs 1.65° ± 1.29°，*P*=0.001）上的骨切除误差更小，其他切除角度的准确性基本相同。股骨假体冠状面对线（0.89° ± 0.82° vs 1.42° ± 1.15°，*P*=0.011）、股骨假体矢状面对线（1.51° ± 1.08° vs 2.49° ± 2.10°，*P*=0.006）和胫骨假体冠状面对线（1.31° ± 0.84° vs 2.03° ± 1.44°，*P*=0.004）也有类似的改善。机器人手术组在所有截骨面出现异常值（误差＞3）的机会更小，作者认为，与常规手工手术相比，无影像机器人 VELYS 辅助的 TKA 可以提高下肢力线精度，降低截骨异常值的发生率。

　　Clatworthy 等报道两项关于 VELYS 机器人辅助 TKA 的研究。第一项为前瞻性研究，将 90 例骨关节炎（OA）患者平均分两组，一组使用导航辅助，另一组使用 VELYS 机器人辅助，两组均采用 ATTUNE 固定垫片骨水泥假体。两组比较结果显示，机器人辅助组患者的疼痛度在出院时和术后 6 周运动评分中明显降低，在休息时和术后 2 周运动评分中没有差异；术后 2、6 周时，机器人组的功能评分明显更高；术前、出院时、术后 2、6 周时，两组的关节活动度均无差异。平均手术时间也没有差异。机器人辅助组的后 10 例手术时间比前 10 例快 10.7 min，说明机器人辅助手术时间能较快获得稳定。两组均未发生明显并发症，无翻修病例。第二项研究是一个长期的前瞻性研究结果，也分为两组，一组为 930 例导航辅助手术，另一组为 20 例 VELYS 辅助手术，两组比较发现，机器人辅助组患者的关节遗忘评分、WOMAC 评分、疼痛评分、再次手术评分和患者满意度更高。作者认为，VELYS™ 机器人辅助 TKA 手术能非常准确地收集膝关节的骨性解剖结构以及软组织袖套信息，以此来精确规划假体位置，并减小对软组织的干扰，从而实现膝关节功能恢复。

机器人辅助 TKA 能提供精准高效的骨切割，使术者能较快达到与具有丰富导航经验医生类似的手术效果。

总之，VELYS 机器人辅助技术提升了全膝关节置换手术效率和患者满意度。VELYS 机器人不仅可以实时决策，弥补术前规划无法补偿的腿部运动缺陷，也能够纠正因医生手术经验不足导致的瑕疵，并且可以改善患者术后疼痛，带来更满意的手术疗效。然而，作为一项新发展的机器人技术，VELYS 机器人还需要开展更多的、长期高质量的前瞻性研究，采集更大的样本量来证实其在临床评分、患者满意度和假体存活率方面的优势。

李海峰　柴　伟　编，张　卓　审校

第五章
机器人辅助部分膝关节置换术

第一节　MAKO 机器人辅助膝关节内侧单髁置换术

一、简介

● 2005 年，美国 MAKO 外科公司推出一款触觉引导的机器人 Rio 系统。

● 2006 年 6 月，Martin Roche 医生完成第一例 MAKO 机器人辅助单髁置换手术，使用假体为第一代 MCK 单髁假体（股骨侧为单柱、胫骨侧为 Inlay 的全聚乙烯设计）（图 5-1-1）。

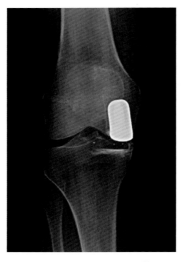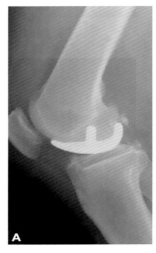

图 5-1-1　第一代 MCK 单髁假体

● 2007 年，MCK 假体胫骨侧增加钛质金属托（图 5-1-2）。

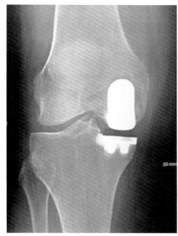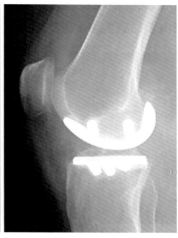

图 5-1-2　改进后的 MCK 假体

● 2008 年，MAKO RIO 机器人系统获美国 FDA 认证。

● 2008 年 10 月，Martin Roche 医生在韩国首尔第 21 届国际关节置换技术学会
（International Society for Technology in Arthroplasty）会议上发表题为 Accuracy of
robotically assisted UKA 的演讲，首次对 MAKO 机器人辅助单髁置换术做了详细报道。

● 2009 年，MAKO 机器人升级为第二代，手术范围扩展到了内侧单髁、外侧单髁、
髌股关节以及双间室置换（图 5-1-3）。

● 2009 年，Rocher 等在 JBJS 杂志首先描述使用 MAKO 机器人辅助微创单髁置
换术的手术技术。

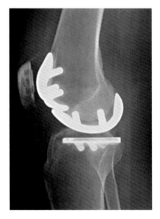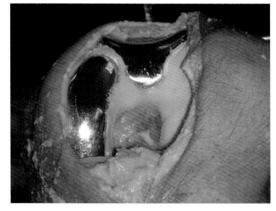

图 5-1-3　适应于不同间室的 MCK 假体

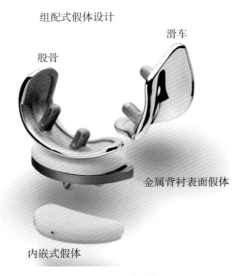

组配式假体设计

滑车

股骨

金属背衬表面假体

内嵌式假体

图 5-1-3（续）

二、MAKO 机器人系统特点

1. Mako 机器人为半自动封闭型，主要依靠医生进行操作。

2. 机械臂具有触觉反馈功能，可以完成精确、安全的手术操作。

3. 基于 CT 扫描数据创建三维模型，可以用于预先计划假体的摆放和对线，也可以在整个手术过程中根据需要进行调整。

4. 可以辅助软组织动态平衡。

5. 髋、膝、单髁均可使用。

6. 目前应用最多、范围最广。

三、MAKO 机器人系统构成

（一）术前规划软件

将患者患肢的 CT 扫描数据输入该软件，获得膝关节 3D 重建模型。外科医生可以在此模型上设计假体的摆放位置及下肢力线。该软件使假体的准确匹配和定位成为可能，也可以评估包括关节内和关节外畸形等关节病理状态。

（二）硬件

1. 机器人底座、一个六位自由度的机械臂，其末端可以连接磨钻或锯片。

2. 导航系统是一种红外光学跟踪设备，通过固定在患者股骨和胫骨上的反射传感器获得信号，机械臂也被其跟踪定位。

3. 分别固定在股骨和胫骨上的检查点，用于确认切割的准确性。

四、操作技术

（一）术前规划

行髋、膝、踝 CT 扫描，MAKO 系统构建虚拟 3D 重建模型，设计假体的最佳定位和尺寸，使用计算机软件计算股骨和胫骨切除窗口。术前规划中假体最佳摆放建议如下。

1. 下肢整体力线机械应为 1° ~ 2° 内翻。

2. 胫骨假体内侧不应突出，超出约 0.5 mm 以内可以接受。

3. 胫骨假体应尽量靠近内侧髁间棘中点位置。

4. 胫骨后倾应尽量与自然后倾相同，推荐 4° ~ 7° 后倾。

5. 股骨假体应位于股骨内侧髁中部，尽量减少内侧和外侧的撞击。

6. 在矢状面，尽量恢复股骨后髁偏距和股骨屈曲角度，使股骨假体的尖端突出或埋入股骨内侧髁的前部，以减少髌骨撞击。

（二）手术技术

1. 具体手术操作

（1）手术准备：机器人术前校准、患者体位、下肢消毒、腿托及腿架安装等。

（2）骨注册与磨削：分别完成骨配准和骨标志验证，确认假体位置和尺寸，评估关节屈曲和伸直间隙、关节稳定性、运动范围和下肢对齐情况，在机器臂辅助下，完成股骨和胫骨的磨削。

（3）安装试模：骨覆盖、假体位置、关节运动学和下肢对齐等情况。

（4）安装假体。

2. 详细流程

（1）术前规划。

（2）磨钻组装。

（3）台车无菌隔离。

（4）机器人校准。

（5）安装导轨、腿托。

（6）胫骨安装参考架。

（7）股骨安装参考架。

（8）切开暴露。

（9）安装股骨标记钉、胫骨标记钉。

（10）旋转下肢，确定髋关节中心。

（11）注册内外踝、股骨及胫骨标记钉。

（12）股骨远端内侧注册。

（13）胫骨平台内侧注册。

（14）去骨赘、半月板。

（15）采集至少 5 个 pose。

（16）观察柱状图、调节假体位置。

（17）观察运动轨迹，决定是否给股骨假体内外旋调整。

（18）采集软骨位置，精调股骨假体 tip。

（19）股骨磨骨。

（20）股骨桩孔制作。

（21）胫骨磨骨。

（22）胫骨桩孔制作。

（23）再次清理骨赘、残存半月板。

（24）安装试模。

（25）平衡再验证。

（26）冲洗、鸡尾酒注射。

（27）安装水泥假体。

（28）缝合包扎伤口。

五、总结

2009 年，Conditt 等于 JBJS 杂志首先描述了使用 MAKO 机器人辅助微创单髁置换术的手术技术。作者认为，这种新手术可以给外科医生提供准确、可重复的三维规划，包括软组织平衡，并可以准确实施股骨、胫骨切骨。Lonner 等报道，机器人辅助 UKA 在恢复胫骨后倾角和冠状面胫骨力线方面的准确性有所提高。Mofidi 等报道 232 例 MAKO 系统辅助 UKA 手术，计划对齐的准确性与术后冠状面和矢状面测量对齐的差异分别为 $2.8° \pm 2.5°$ 和 $3.6° \pm 3.3°$；计划对齐精度与冠状面和术后测量对齐的平均标准差（SD）分别为 $2.2° \pm 1.75°$ 和 $2.4° \pm 2°$。Bell 等进行了一项前瞻、随机、单盲、对照试验，比较了 62 例接受机器人辅助单髁手术的患者和 58 例接受手工手术的患者。其中 62 例机器人辅助单髁手术使用 MAKO 系统确定的固定垫片 RESTORIS® MCK UKA 假体，58 例手工手术组使用第三代活动垫片 Biomet Oxford 假体，手术外科医生使用标准化夹具完成截骨。术后结果显示，机器人辅助 UKA 组在矢状面（股骨 $1.9°$ vs $3.9°$，胫骨 $1.0°$ vs $3.7°$）、冠状面（股骨 $1.4°$ vs $4.1°$，胫骨 $1.6°$ vs $2.7°$）和水平面（股骨 $1.9° \pm 3.6°$，胫骨 $2.2° \pm 5.4°$）的股骨和胫骨假体注入误差明显较小（$P < 0.05$）。此外，在机器人辅助组中，植入物在计划目标 $2°$ 范围内的百分比明显更高。作者认为，与传统 UKA 相比，采用 MAKO RIO 系统的机器人辅助 UKA 可以提高假体植入的准确性。

在 MAKO 系统的辅助下，UKA 手术假体位置的准确性和软组织平衡获得提高，术后并发症（无菌性松动和关节不稳等）的发生率和翻修率均下降。此外，MAKO 系统辅助 UKA 的手术切口也较小（平均 8 cm），有利于减少术中和术后感染的发生。有文献统计 MAKO 系统辅助 UKA 手术 2249 例，发生并发症 157 例，翻修 36 例，并发症发生率为 6.98%，翻修率为 1.60%。

总之，与传统手工 UKA 相比，机器人辅助 UKA 有利于患者术后早期功能康复，可以提供术中膝关节运动学的实时数据，也可以微调假体位置、优化软组织张力。机器人 UKA 为关节外科医生提供了一个独特的机会，以实现植入假体的高度准确性，有助于提高种假体的存活率并降低翻修率。当然，还需要进一步研究评估机器人 UKA 对长期功能结果、假体生存率、成本效益和并发症的影响。

李海峰 柴 伟 编，张 卓 审校

附 典型病例

1. 患者，女，72 岁。

2. 主诉：双膝关节疼痛，活动受限 3 年。

3. 现病史：患者 3 年前无明显诱因出现双膝关节疼痛，以左侧为主，疼痛中到重度，行走活动时加剧，同时伴左膝关节屈曲轻度受限。近 3 个月，患者左膝疼痛明显加重，行走距离仅 500 m 左右即感疼痛严重，行理疗、口服止痛药效果不明显。

4. 既往体健。

5. 体格检查：膝关节无畸形、肿胀，局部皮肤无发红、发热，压痛点位于双侧膝关节内侧，左侧为重。膝关节活动度：110°–0–5°。

6. 膝关节 X 线片：双膝关节骨关节炎，膝关节间隙明显狭窄，关节周围骨赘增生，左侧为重（图 5-1-4）。

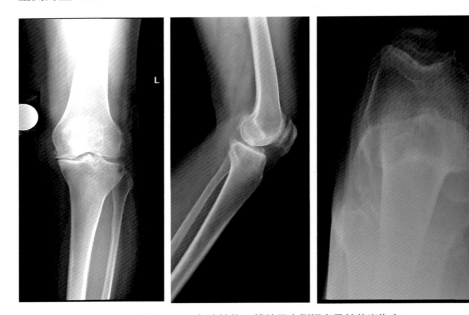

图 5-1-4　左膝关节 X 线片示内侧间室骨关节炎为主

7. 术前诊断：双膝关节骨性关节炎，左侧重。

8. 行 MAKO 机器人辅助左膝内侧单髁置换术。

9. 术后 3 天复查影像学（图 5-1-5）。

10. 术后 3 个月随访（图 5-1-6）。

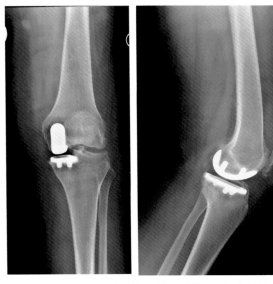

图 5-1-5 术后复查膝关节 X 线正侧位片示假体位置良好

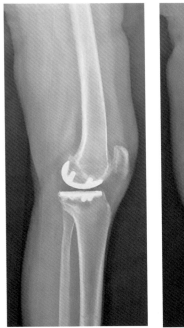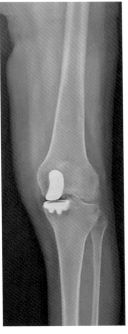

图 5-1-6 术后 3 个月复查结果

第二节　NAVIO 机器人辅助膝关节内侧单髁置换术

一、简介

● 2004 年美国卡内基梅隆大学和西宾夕法尼亚州医院联合开发了 NAVIO PFS（Precision Freehand Sculptor），其由手持磨挫工具、跟踪系统和显示器组成，于 2012 年通过 FDA 认证，最早只能用于单髁关节置换，现阶段已扩展至 TKA。

● NAVIO 系统（Smith and Nephew, Pittsburgh,PA,USA）是一种半主动机器人，使用手持边界控制仪器进行膝关节假体手术。

● 与大多数系统不同，NAVIO 系统不通过术前 CT 扫描。作为一种无图像设备，该系统通过收集 ROM 和骨表面映射创建膝关节解剖和运动学虚拟模型（virtual representation）。

● NAVIO 系统适用于立体定向手术合适的膝关节手术，并且能够针对刚性骨性结构进行参考定位。

● NAVIO 系统可执行的手术包括 UKA、髌股关节置换术（PFA）和全膝关节置换术（TKA）。

● NAVIO 系统独特的设计在于可以伸缩的磨挫钻头，当术中磨骨范围超出规划范围时，钻头会自动回缩到保护套，避免因过度磨挫而损伤周边组织，学习曲线较短。

● NAVIO 系统由以下几个部分组成（图 5-2-1）。

（1）手持式工作手柄：末端为可伸缩的磨钻，直径 5 mm。

（2）红外光学跟踪仪：用于确定参考架及下肢的空间位置。

（3）工具台车：含计算机和触摸屏显示器。

（4）两个脚踏控制踏板：一个作为触摸屏显示器的替代用户界面，另一个用于控制磨钻。

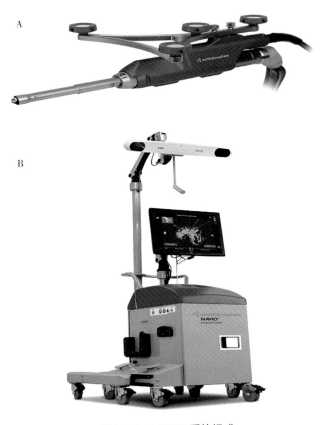

图 5-2-1　NAVIO 系统组成

注：A 手持 NAVIO 机器人可伸缩磨钻；B 光学跟踪仪和显示器

二、操作技术

（一）手术流程

1.患者于全身麻醉下取仰卧位，取膝关节前内侧切口，依次切开皮肤及髌骨内侧支持带，显露股骨内侧髁及胫骨内侧平台，将 NAVIO 机器人系统的定位装置用螺钉牢固固定于股骨和胫骨。

2.安装系统提示定位股骨及内踝，按照系统提示屈伸膝关节，确定膝关节旋转中心，进行膝关节韧带的张力测试。

3.注册股骨髁的表面标志，包括膝关节中心点、股骨远端点、股骨后髁点，然后注册股骨表面形态。完成股骨注册后，再进行胫骨注册，包括胫骨中心点、最低点、后侧点、内外侧点及髁间嵴，最后进行胫骨表面形态注册。

4. 注册完成后在系统界面选择最优假体型号及确定假体位置，再根据此方案启动磨钻，按照系统提示打磨股骨和胫骨，然后安装股骨和胫骨假体，缝合切口。

（二）手术技术

1. 患者准备和系统设置

（1）在手术室里，把装有 NAVIO 电脑和显示器的推车放置于手术台旁。切口显露膝关节后，切除所有外周骨赘，以便充分评估关节的稳定性。

（2）使用双针双皮质固定系统将参考架固定到股骨和胫骨。在胫骨侧，针经皮置于胫骨结节下方胫骨嵴内侧面；在股骨侧，固定钉置于髌骨上方。

（3）此外，在股骨和胫骨侧分别放置 2 个验证钉（checkpoint），用于检查参考架在手术过程中相对于骨骼不同的位点是否有移动。

2. 骨面注册

（1）NAVIO 系统与其他机器人系统的不同之处在于其不需要任何术前成像进行规划，避免了 CT 扫描带来的辐射，解剖结构的标定以及术前规划的工作流程均在术中进行。该注册技术是通过标定解剖标志以及表面"绘制"技术（painting technnique）创建患者解剖结构的 3D 虚拟模型（图 5-2-2）。

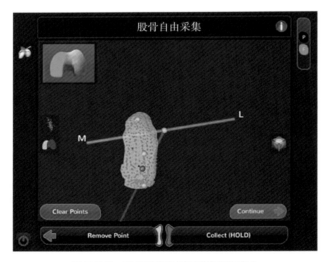

图 5-2-2　股骨注册时表面模型的建立

（2）这些解剖标志使用一个探针进行收集，探针末端尖锐，通过红外光学跟踪仪进行定位。该探针用于注册，并通过踩踏脚踏板"绘制"骨骼以及关节表面。

（3）通过内、外侧踝上的注册点来定位踝关节中心，然后通过绕髋关节旋转计算髋关节中心。随后将腿完全伸直并置于轻微压力下，以捕捉内翻、外翻畸形和屈曲挛缩。然后由计算机系统计算肢体的机械轴。

（4）术者将膝关节屈曲在规定范围内，并达到最大屈曲度数，同时保持膝关节接触、建立肢体的旋转轴，由此确定股骨假体的旋转。随后在整个屈曲过程中施加内翻或外翻应力，规划所需的软组织紧张度。

（5）这有助于计划假体的位置以及截骨量，在截骨前要考虑到软组织的"虚拟"紧张度。接着注册股骨和胫骨上的一些参考点，划定胫骨平台和股骨髁假体边界，并确定股骨和胫骨的机械轴。

（6）然后通过"绘制"整个股骨半髁表面完成表面映射（Surface mapping），同时按住脚踏板并创建该膝关节间室的三维虚拟模型。股骨和胫骨都注册好以后，就可以开始计划假体位置。

3. 假体计划

（1）在计划阶段，该系统提供股骨和胫骨解剖、软组织韧带张力和关节平衡的虚拟重建。第一步是规划假体的初始大小和位置，由 NAVIO 软件通过解剖标志和绘制的骨表面自动执行，然后由术者进行调整。

（2）然后术者可以评估截骨的厚度和相对于机械轴的对位情况。该软件为用户提供了整个屈曲和伸直范围内预期的软组织平衡情况。目标是调整假体的位置和方向，使伸直和屈曲间隙得到平衡，通过完整的运动弧度估算假体之间有 1 ~ 2 mm 的松弛度，并避免过度校正力线而影响到对侧间室（图 5-2-3）。

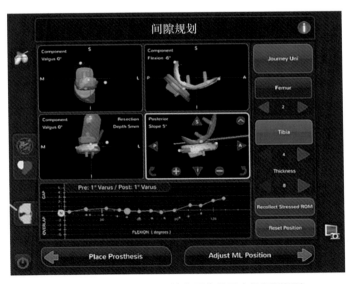

图 5-2-3　规划屏幕显示整个屈曲范围内的预测间隙

（3）为了达到足够的平衡，可以调假体的屈曲、旋转、平移、内翻、外翻以及截骨厚度。如假体的位置和软组织平衡满意，可进入研磨截骨阶段。

4. 研磨截骨

（1）NAVIO 机头是一种半自动机器人工具，术者可以在空间中自由移动机头。但是当尖端超出计划的截骨空间时，研磨截骨动作将被停止。这可以通过两种不同的机器人控制方法实现。

1）第一种方法称"暴露控制"（exposure control），当磨钻在指定研磨空间之外时，系统将磨钻收回保护装置内。

2）第二种方法称"速度控制"，当磨钻到达研磨平面边缘时，磨钻的速度自动减慢并最终停止。

（2）对于 UKA 手术，NAVIO 系统研磨所有骨表面，包括胫骨和股骨的截骨面和立柱（peg）孔（图 5-2-4）。

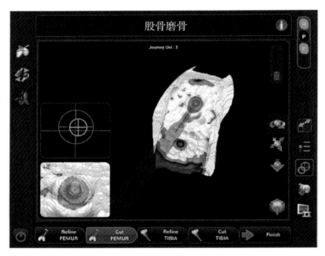

图 5-2-4　磨骨过程中的屏幕引导显示待磨除的剩余骨

5. 安装假体试模

（1）当骨表面研磨满意后，冲洗和干燥骨面，置入试模，确保全范围活动度实现合适的力线对位和软组织平衡。

（2）系统显示冠状对位和膝关节紧张度，并允许与规划阶段创建的初始方案进行比较。然后，系统提示术者评估屈曲过程中内外侧间室的间隙平衡。

（3）如平衡不满意，可以进行调整。需要返回假体位置计划界面调整适当的参数，如后倾或磨骨深度等。

（4）然后重新进行研磨截骨，当最终结果满意时再置入假体（图 5-2-5）。

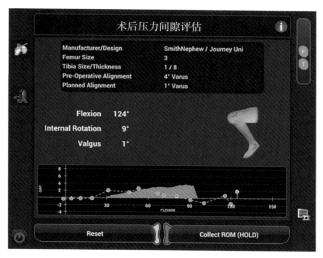

图 5-2-5　整段屈曲范围应力下的间隙评估

三、总结

　　针对 NAVIO 系统的机器人单髁膝关节置换术，2023 年发表的一项系统回顾对 2004—2021 年发表的 15 篇研究进行了系统分析，其中 10 项为回顾性研究，2 项为前瞻性队列研究，3 项为尸体研究。在 15 项研究中，采用 NAVIO 机器人系统行单髁膝关节置换术共计 1262 例。

　　关于住院时间和手术时间方面，有 4 项研究进行了评估，从 19.5 h 到 4.8 d 不等，2 项研究注意到所有 UKA 术后不需要输血，5 项研究计算了平均手术时间范围 75.9 ~ 139 min。

　　在不良事件和翻修率方面，文献认为，与传统手术相比，机器人手术的再手术或翻修率较低。Battenberg 等报道了 4 例（3.1%）与 NAVIO 系统相关的不良事件，包括应力遮挡、切口疼痛伴深部感染和膝前痛。在此研究中，16 例不良事件可能与假体有关，这些不良事件包括滑膜肥厚伴股四头肌萎缩和膝关节疼痛、持续性软组织疼痛、广泛性疼痛、股骨骨溶解，11 例出现非进行性放射性透亮线。Batailler 等报道了 4 例（5%）翻修 TKA，其中 3 例为无假体对位不良的无菌性松动，1 例为不明原因疼痛，所有的翻修都发生在手术后的第 1 年。其他再次手术病例包括 3 例关节镜下外侧半月板部分切除术，1 例早期感染行关节切开清创术，2 例关节镜下关节松解术和 1 例更换较厚衬垫。Mergenthaler 等发现术后早期无假体对位不良的无菌性松动 3 例（1.5%），假体对位不良的无菌性松动 1 例（0.5%），术后早期深部血肿1例（0.5%）。Sephton、Negrín、Iñiguez和Canetti研究机器人辅助UKA组未报道不良事件及再手术情况。Lonner等证实了6例（0.6%）使用MAKO和NAVIO系统进行机器人手术后与钉道相关的并发症，包括1例胫前动脉分支的假性动脉瘤、1例胫骨干骺端骨折、4例针道部位术后愈合不良延迟愈合。3例早期切口周围蜂窝织炎，2例于术后6个月和12个月发生了晚期深部血源性感染，需分期翻修，3例于术后3个月内需要麻醉下行手法治疗（manipulation under anesthesia，MUA）。除1项研究的假体在位率为82%外，其他研究的假体在位率均＞96%，总翻修率和再手术率＜2%。

在术后临床功能结果方面，4项研究评估了NAVIO组患者术后膝关节活动范围（ROM），表现出良好的伸直（＜5°）和屈曲活动度（105°~131°）；3项研究评估了术前和术后临床评分，显示手术后的结果优于对照组。Leelasestaporn等比较了两种机器人NAVIO和MAKO的临床疗效，通过12个月的临床随访发现，两组机器人的膝关节功能评分（KFS）和膝关节KSS评分无显著差异。在Canetti等和Mergenthaler等进行的2项研究中，评分满意度分别为81.8%和82%。

在影像学结果方面，Iniguez等比较了机器人组和常规组假体对位的角度，发现两组在股骨远端内侧角、胫骨近端内侧角、胫骨后倾较和矢状面股骨角存在显著差异，NAVIO组在假体对位方面具有更高的精度。关节线高度及其对假体在位率的影响是该研究主要关注的问题。Herry等证实，与对照组相比，机器人辅助组的关节线高度恢复明显改善。Savov等强调了重建关节线高度的重要性，以获得更好的假体在位率，特别是其观察到机器人组（NAVIO和MAKO）能够更好地控制关节线（JL）向远端的移位量［MAKO组关节线远端移位平均值为（1.8±0.9）mm，NAVIO组为（1.3±1.6）mm］。Negrin等发现，常规组股骨假体远端移位较多，机器人组实现股骨假体关节线移位＜2mm的患者比例为75%，而常规技术组的比例为22%~54%。

作为无影像支持的关节外科手术机器人代表，NAVIO系统通过收集ROM和骨表面映射创建膝关节解剖和运动学的虚拟模型，颇具特色。另外该系统独特的设计是可以伸缩的磨挫钻头，具有保护作用。当术中磨骨范围超出规划范围时，钻头会自动回缩到保护套内，这样不仅可以避免过度磨挫，同时也可以避免损伤周边组织。NAVIO系统也具有学习曲线短、临床效果满意等优点。

耿　磊　张国强　编，李海峰　审校

第三节　纳通机器人辅助膝关节内侧单髁置换术

一、简介

●膝关节单髁置换术（Unicompartmental knee arthroplasty，UKA）是治疗前内侧骨关节炎的重要手段，已经被越来越多的医生和患者认可。

●目前，绝大多数的 UKA 手术依赖手工进行，传统的 UKA 手术需要的工具偏多、流程稍烦琐，且假体放置需要依赖医生的经验，软组织平衡和假体位置确定无法做到精确统一。

●近年来机器人技术越来越多地被应用于关节外科，使用机器人辅助单髁置换可以提高 UKA 手术效率，精确完成软组织平衡，准确放置假体，提高假体在位率和术后临床效果。

●纳通机器人是第一款可以用来完成膝关节单髁置换术的国产机器人（图 5-3-1）。

●纳通机器人匹配 LINK 的 SLED 假体，后者是一款固定垫片单髁假体。

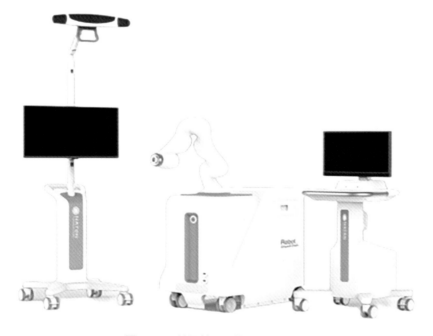

图 5-3-1　纳通单髁置换手术机器人

二、操作技术

（一）工作流程

纳通机器人工作流程与大多数膝关节机器人类似，根据术前 CT 影像数据进行术前规划，术中采用实时动态软组织平衡技术进行软组织预平衡，通过调整假体位置实现更加精确的软组织平衡。骨骼处理采取磨钻和摆锯结合的方式，可以精确制作股骨侧和胫骨侧的骨床，最后使用试模再次确认软组织平衡，以选择合适的垫片厚度和假体型号。

（二）手术步骤

1. 术前规划。行髋膝踝 CT 扫描，计算机系统构建虚拟 3D 重建模型，设计假体的最佳定位和尺寸。

2. 手术准备包括机器人术前校准、患者体位、下肢消毒、腿托及腿架安装等。

3. 骨注册与磨削。分别完成骨配准和骨标志验证，确认假体位置和尺寸，术中动态评估膝关节各屈曲角度软组织松弛间隙、关节稳定性、运动范围和下肢对线情况，在机器臂辅助下完成股骨、胫骨磨削。

4. 安装试模，评估骨覆盖、假体位置、关节运动学和下肢对线等情况。

5. 安装假体。

（三）术前规划

1. 纳通机器人辅助膝关节内侧单髁置换术是基于 CT 三维影像建模的机器人辅助手术方式，通过将术前的 CT 建模与术中标记相匹配完成空间认证。

2. 术前检查包括双下肢全长正位 X 线片、双膝关节站立位正侧位 X 线片、髌骨轴位 X 线片。

3. CT 扫描检查要求患者取仰卧位，从脚开始，对齐双踝和双膝关节，触诊双侧髂前上棘，比较 CT 扫描床上方的相对高度，对齐身体纵轴和 CT 扫描床纵轴。具体要求同 MAKO 机器人辅助全膝关节置换术。

4. 股骨侧计划。股骨假体应位于股骨内侧髁中部略偏外的位置，型号、大小以股骨假体前缘不超过内侧髁潮线为准，以免出现髌骨撞击（图 5-3-2）。

5. 胫骨侧计划。胫骨假体内侧截骨应贴紧内侧髁间嵴，但应避免损伤前交叉韧带胫骨止点与后交叉韧带止点，大小应确保完全覆盖胫骨截骨面，假体边缘悬出避免超过 2 mm（图 5-3-2）。

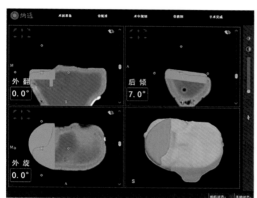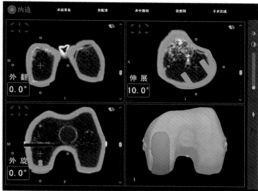

图 5-3-2　股骨与胫骨术前规划界面，术者根据个人手术习惯进行个性化调整

（四）手术技术

手术一般在全身麻醉或硬膜外麻醉下进行。患者取平卧位，大腿根部上止血带，下肢皮肤消毒、铺单。详细操作如下所示。

1. 台车无菌隔离

使用无菌罩将台车覆盖，避免污染无菌区域（图 5-3-3）。

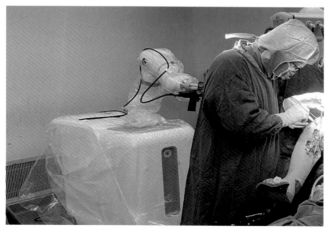

图 5-3-3　台车使用专用的无菌罩覆盖

2. 机器人校准

3. 安装导轨、腿托股骨及胫骨参考架

股骨参考架安装于髌上 4 指处，在屈膝位置置入 2 枚螺钉，避免影响术中屈膝

活动；胫骨参考架安装于胫骨结节下方 4 指处，调整参考架方向以确保屈伸膝关节各角度时都可以被 NDI 监视器识别（图 5-3-4）。

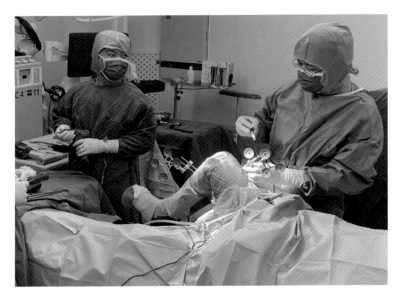

图 5-3-4　屈膝 90° 位安装股骨与胫骨参考架

4. 切开暴露，安装股骨、胫骨标记钉

切口采用髌旁内侧入路，切开关节囊后，确认前交叉韧带完好及外侧间室软骨正常，于股骨内侧及胫骨前内侧置入 2 枚标记钉，注意标记钉位置不要影响术中截骨。

5. 确定髋关节中心、膝关节中心与踝关节中心

按照指示摆动大腿采集髋关节中心，摆动时动作幅度不宜过大，以免造成骨盆位置移动而采集失败；然后使用钝探针采集内外踝最高点确定踝关节中心，使用钝探针采集膝关节股骨内外上髁确定膝关节中心点。

6. 股骨、胫骨注册

使用尖头探针按屏幕指示依次刺破软骨面，进行股骨内侧髁及胫骨注册。注册时如果患者有骨质疏松，应注意不要刺入骨面过深而出现注册失误（图 5-3-5）。

7. 清理骨赘，进行关节软组织动态平衡并调整假体位置（图 5-3-6）

术中关节动态平衡，即在术中截骨前实时显示股骨、胫骨相对位置关系及姿态参数，并通过采集功能记录不同姿态下股骨、胫骨相对位置关系和相关数据。进入术中规划界面后，术者根据患者假体规划的关节间隙值进行个性化调整。调整内容包括假体角度（前后倾角度、内外翻角度、内外旋角度），关节间隙，凸出距离等，调整目的是使关节间隙值均位于 0 ~ 1.5 mm。

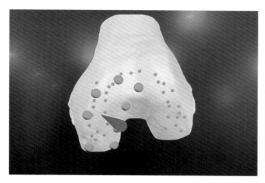
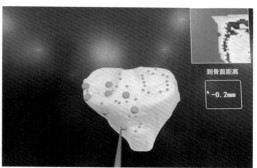

图 5-3-5　使用尖头探针完成股骨和胫骨的注册

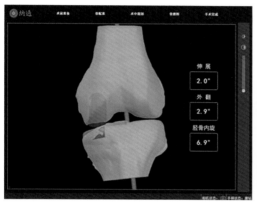
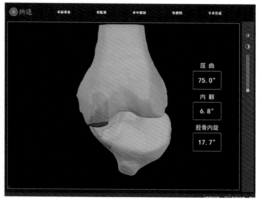
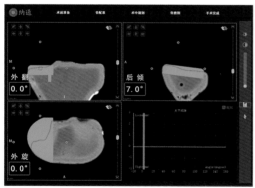
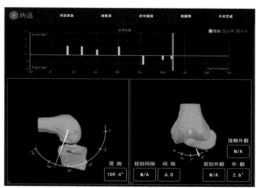

图 5-3-6　关节软组织动态平衡过程

8. 胫骨截骨及龙骨制作（图 5-3-7）

胫骨截骨采用摆锯模式，机械臂按照规划方向引导摆锯进行胫骨水平截骨。水平截骨完毕后更换为磨钻头，磨钻处理胫骨垂直面侧墙。在磨除过程中磨钻头需要使用生理盐水冲洗使其降温。

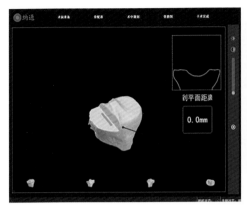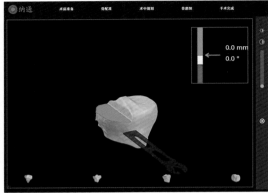

图 5-3-7　胫骨截骨及龙骨制作

9. 股骨磨骨（图 5-3-8）

继续使用磨钻在机械臂引导下处理股骨骨面，并进行股骨假体双立柱制作。

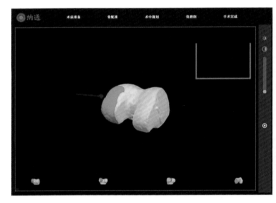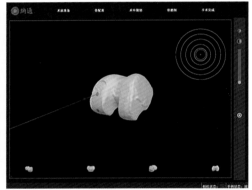

图 5-3-8　股骨磨骨

10. 清理残存的骨赘及半月板

11. 安装试模

12. 平衡再验证（图 5-3-9）

安装试模获取关节全 ROM 内归零间隙。装完试模后，术者用力让患者的股骨远端接触到胫骨平台（接触模式），并在此模式下进行膝关节全活动范围的屈伸，获取连续活动范围内患者膝关节间隙接触时的归零值，用间断点式评估模式评估关节不同点位间隙。术者让患者膝关节间隙呈自然放松状态，进行膝关节屈伸，评估全 ROM 内采集的几个点位的关节间隙，查看各个点位的间隙值并与截骨前的点位评估值比较，如评估结果不满意可更换不同厚度的垫片，直至关节放松状态下不同屈伸位点的间隙值达到满意为止。

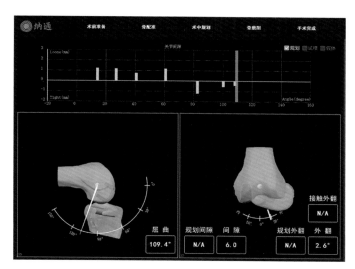

图 5-3-9　关节软组织平衡再验证

13. 冲洗、关节周围镇痛药物注射

14. 安装假体

南少奎　李海峰　编，柴　伟　审校

附　典型病例

1. 患者，女，56 岁。

2. 主诉：双膝关节疼痛，活动受限 5 年。

3. 现病史：患者 5 年前无明显诱因出现右膝关节内侧疼痛，疼痛中到重度，行走时加剧，同时伴左膝关节屈曲轻度受限。近 3 个月，患者左膝疼痛明显加重，行走距离仅 500 m 左右即感疼痛严重，保守治疗效果不明显。

4. 既往体健。

5. 体格检查：膝关节无畸形、肿胀，局部皮肤无发红、发热，压痛点位于双侧膝关节内侧。膝关节活动度：110°–5°–0°。

6. 膝关节 X 线片：双膝关节骨关节炎，膝关节间隙明显狭窄，关节周围骨赘增生（图 5-3-10）。

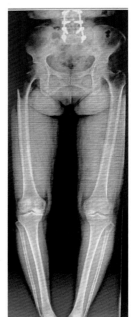
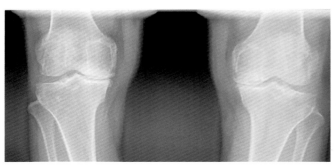

图 5-3-10　术前 X 线片示双膝关节内侧骨关节炎

7. 术前诊断：双侧膝关节内侧间室骨关节炎。

8. 行纳通机器人辅助双膝内侧单髁置换术（图 5-3-11 ~ 图 5-3-13）。

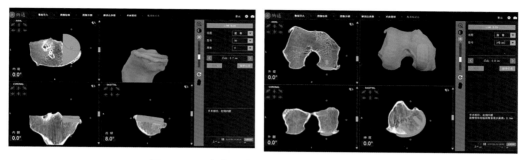

图 5-3-11 术前右膝胫骨侧和股骨侧假体规划

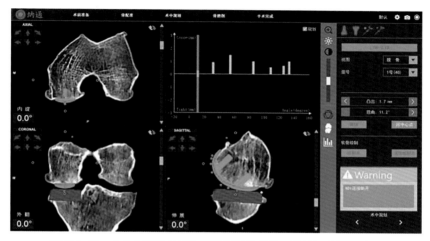

图 5-3-12 术中右膝胫骨侧和股骨侧假体调整及关节间隙松紧情况

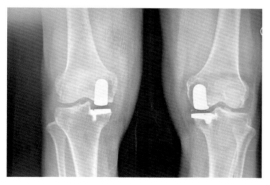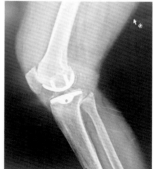

图 5-3-13 术后 X 线片示右膝内侧单髁置换情况

第四节　其他类型部分膝关节置换手术机器人

一、Acrobot 机器人

（一）简介

1. 背景

● 1991 年 4 月，英国帝国理工大学 Brian Davies 教授完成了世界上第一个使用机器人去除患者病变组织的手术，即机器人辅助前列腺切除术。在这款机器人的研发过程中，Davies 教授首次提出了"主动约束"的概念。

● 1991 年年底，Davies 与 Justin Cobb 合作，进一步发展"主动约束"概念，将其作为一种控制机器人末端旋转刀具的手段，成功开发出一款全新的可以用于实施膝关节置换手术的机器人，命名为 Acrobot。

● 1999 年，Acrobot 公司成立。Acrobot 机器人也逐渐发展成一个能够实现准确微创手术的手持式系统，可以实施膝关节单髁置换术。此后，该机器人的尺寸和成本进一步降低，并被制成一个名为"Acrobot Sculptor"的车载系统，用于完成微创单髁置换手术。

● 2000 年，Acrobot 机器人首次应用于临床实践，取得了巨大成功。

2. 设计原理

作为一款主动式机器人，Acrobot 舍弃传统截骨夹具，采用一个旋转切割刀具进行膝关节置换手术中的骨切除操作。医生可以按照经验完全掌控整个操作过程，尤其在切骨时，医生手动移动切割刀具时可以直接感觉到阻力，可以根据感知放慢切割速度或进行较轻的切割。主动约束控制的基本思想是，当机器人接近预定义的边界时，逐渐增加刚度。基于"主动约束"这一全新概念，组织界面被划分为 3 个区域（图 5-4-1）。I 区为安全区域，机器人被设计为可反向驱动，可由操作员自由移动。此情况下的机器人类似一个被动的机器。当刀具向切割边界移动至过渡区 II 区时，机器人变得非常僵硬，从而阻止刀具进入禁区 III 区。于是切骨操作就被控制在事先设定的允许区域内，这大大提高了手术的安全性，并使该系统更容易被外科医生接受。在这种人工运动约束性能的帮助下，外科医生可以借助该机器人在复杂的膝关节表面完成准确的骨切除。由于胫骨、股骨切除均使用相同的参数基准，因此植入假体的位置、角度较传统手术更好，从而确保了假体的良好安装和更长的使用寿命。

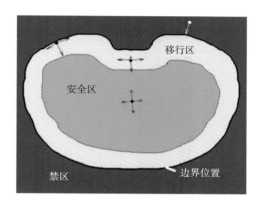 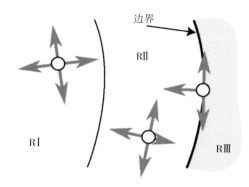

图 5-4-1 骨组织界面分区

注：R I 区为安全区，R II 区为移行区，R III 区为禁止区

3. 基本结构

早期的 Acrobot 机器人系统是一个三轴机器人（图 5-4-2），其机械臂的覆盖范围和角度范围相对较小，这样可以确保操作的精确性，也保证机器人的相对安全性，避免造成过大的潜在损伤。因机械轴的机械阻抗较低，外科医生能够轻易移动。传感器手柄安装在 Acrobot 机械臂的末端，可以测量外科医生施加的引导力，并通过反馈实现主动约束控制。高速骨骼切割刀具（史塞克公司，术前可高压灭菌）经由特殊支架固定于机械臂末端，用于处理骨面以适应膝关节假体固定。术中，机器人可以移动到不同位置以实现最佳骨切除。

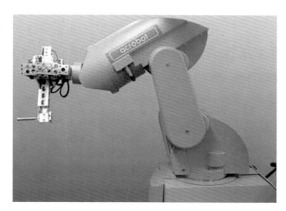

图 5-4-2 Acrobot 机器人系统

在开始手术前，需要将定位装置的底座与手术台连接固定。使用两个固定架分别将胫骨、股骨与手术台固定，固定架末端与安装在手术台侧轨上的基块相连接。为了确保正固定牢固，股骨近端和胫骨远端也必须被固定。髋关节和踝关节加以固定，避免其因运动对膝关节造成影响。足部及小腿被放置在一个足部支架中并置于手术台上，固定胫骨远端。髋关节固定是依赖患者体重实现（图 5-4-3）。

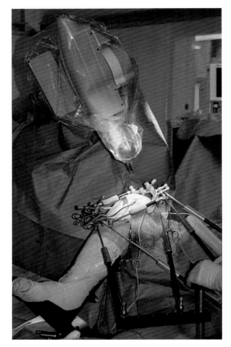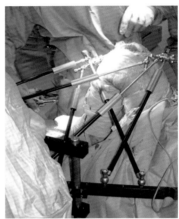

图 5-4-3　Acrobot 机器人的腿架系统

（二）操作技术

1. 术前规划

　　根据患者下肢 CT 图像重建膝关节骨的三维模型，并确定膝关节的力线（图 5-4-4A）及假体的大小和位置（图 5-4-4B）。该机器人软件提供许多不同膝关节和假体的 3D 视图，以帮助外科医生规划手术过程。一旦确定假体在骨模型上的正确位置，规划软件就可以生成适合股骨、胫骨假体组件所需的 6 个平面及约束边界（5 个股骨面和 1 个胫骨面），每个边界由切割面及其与骨表面相交的二维轮廓组成，最终形成约束边界。这确保了机器人只能切割骨，而不能损伤周围软组织。该软件还可以生成骨表面模型，用于术中的解剖配准。最终，术前规划的所有数据被传输到机器人主服务器上用以指导手术操作。

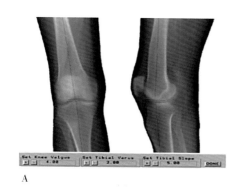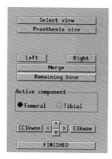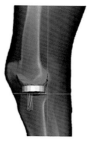

A　　　　　　　　　　　　　B

图 5-4-4　术前软件规划

2. 手术技术

（1）首先确保手术工具及机器人设备准备完善。

（2）患者麻醉后，取仰卧位，患肢消毒铺单，放置气动止血带，采用膝前正中切口显露关节。

（3）使用无菌腿托固定足部及小腿，保证膝关节屈曲可以达到 120° 以上。

（4）使用 2 个固定架分别将胫骨近端及股骨远端固定，并通过 3 个可调节的铰链将腿部固定装置的基座块和手术台侧轨相连。确定合适位置后拧紧连接装置，形成一个三角刚性结构以保持下肢稳定。

（5）同时用无菌布帘覆盖机器人，在机械臂末端安装无菌切割刀具，将机械臂推至手术台附近并与手术台侧轨连接。

（6）启动机器人程序。实施骨切割前都必须进行骨的注册登记，目的是将术中骨位置与术前 CT 模型进行几何关联，以便执行术前规划方案。骨注册采用一种解剖配准方法，称为最近点迭代（ICP）算法，骨内无须再安装基准标记螺钉。

（7）在手术过程中，外科医生首先通过一个安装在切割刀具上的特殊球形探头（直径 1 mm）获得 4 个标记点，ICP 算法利用 4 个点计算初始配准估计值。然后外科医生在暴露的骨表面上随机选择 20 ～ 30 个点输入。ICP 算法通过将这些点与术前表面模型进行匹配预测骨的位置，并通过使用与表面模型匹配点的屏幕显示验证配准的准确性（图 5-4-5）。如果结果不够准确（由较高的均方根误差和点不匹配表示），则需要获得另一组点，并重新计算 ICP 配准（以之前计算的结果作为初始估计）。一旦完成骨表面配准，标记探针将替换为一个筒状切割刀具（直径 7.8 mm），外科医生在"主动约束"模式下使用机器人切割骨骼，处理不同的切削平面。机器人可被移动到最佳切削位置（中心被放置在切削面上），以保证最终切割面为平滑表面（图 5-4-6、图 5-4-7）。

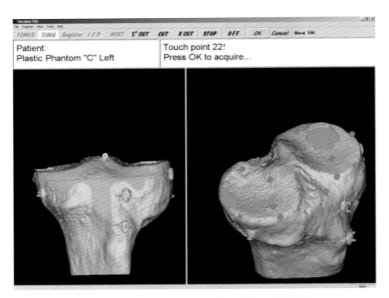

图 5-4-5　进行胫骨骨注册的注册点（屏幕截图）

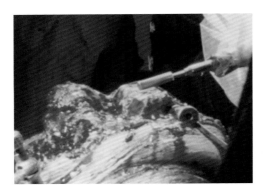

图 5-4-6　机器人旋转刀具进行股骨远端切骨

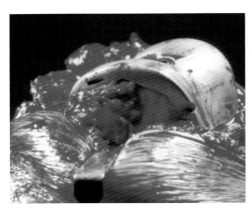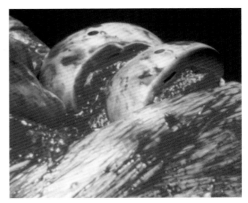

图 5-4-7　安装假体试模，可见假体与骨面匹配良好

（8）Acrobot 机器人还具有打孔功能，打孔过程通常会压缩骨组织但不会将其移除，这将给假体提供更好的稳定性（特别是骨质疏松的情况下）。

（9）当股骨、胫骨表面都准备完成后，即可移走机器人，手工完成髌骨置换手术。拆除所有固定架，安装试模测试膝关节运动，并检查关节稳定性，彻底清洗伤口，安装假体，关闭切口。

（三）总结

2001 年，第一篇关于 Acrobot 机器人初步临床应用的文章发表。其采用 2 个病例测试术前规划的可行性和在真实人体骨骼进行注册的性能，结果显示机器人系统的所有部分都表现良好。术前规划系统能够从 CT 图像中提取准确的定量数据，不仅使用过程方便，还可以给外科医生提供较传统手术更多、更准确的信息，帮助医生在术前决定假体的大小。2 例临床试验的股骨、胫骨注册结果都令人鼓舞，股骨表面骨切割很准确，股骨假体的匹配和位置都比较理想，在假体和骨之间没有出现明显的间隙。这些早期的有限经验预示机器人辅助全膝关节置换手术的巨大前景。另外，外科医生的判断和感知能力与机器人的准确性和被限制在安全区域之间的协同作用对未来的所有手术都具有巨大的潜力。

此后，尽管有外科医生声称在手术中使用这款机器人能比较容易获得想要的下肢力线，但至今笔者并没有看到较多的病例报道。

二、MAKO 机器人辅助髌股关节置换术

髌股关节炎很常见，是导致膝关节疼痛的主要原因之一。文献报道，40 岁以上的人群的发生率约为 10%。Davies 等报道，单纯髌股关节炎在 60 岁以上人群中的发病率，女性为 13.6%，男性为 15.4%。患者常常有膝前疼痛，爬楼梯时疼痛加重。中晚期髌股关节炎有多种治疗选择，包括关节镜下清创术、髌骨切除术、软骨成形术、全膝关节置换术和髌股关节置换术（PFA），其中全膝关节置换术可以获得较好效果，但部分患者术后仍残留膝前痛；髌股关节置换术也是一种有效的治疗方法。如果患者选择合适的手术，理论上可以保持自然的胫股生物力学和运动学。早期由于假体设计及手术技术等原因，高达 30% 的病例会出现各种类型的并发症。近年来，新一代解剖型髌股假体的出现，重新引起了人们对髌股关节置换术的兴趣。

研究证实，机器人辅助关节置换手术可以提高假体植入的精准性，于是机器人辅助微创手术逐渐被引入作为髌股关节置换术的有效补充手术。MAKO 系统使用术

前 CT 扫描，充分结合患者固有解剖结构，准确地植入滑车假体。术前规划的主要目的是假体的大小、对齐和位置，以匹配患者自身的骨解剖，然后在术中使用一个机械臂引导骨切割，并帮助外科医生将假体放置在预先计划的位置。这些操作会明显提高假体定位的准确性和可重复性。

在考虑进行机器人辅助髌股关节置换术前，应首先排除其他可能引起膝前痛的原因，比如股四头肌、髌腱炎、鹅足滑囊炎或半月板撕裂等；其次需要结合病史，尤其是膝关节创伤史、髌骨半脱位或脱位史以及以前的治疗过程（包括手术和非手术）。患者常常主诉在上楼、蹲下或久坐站起时出现膝前痛加重，体格检查会发现髌骨内侧/外侧压痛，髌骨研磨试验阳性，也应评估髌骨轨迹以及 Q 角。

术前行常规膝关节 X 线片检查，包括站立前后位、侧位和髌骨轴位 X 线片，确保没有胫股骨关节炎。下肢全长站立位 X 线片可以评估整体机械轴，侧位 X 线片可显示髌股骨赘、关节间隙狭窄，并存在髌骨或下颌；髌骨轴位 X 线片也可能显示关节间隙狭窄，并存在滑车发育不良、髌骨倾斜或半脱位。必要时行膝关节磁共振检查，排除其他相关病变。MAKO 手术要求每例患者术前行 CT 扫描，以评估患者的解剖结构，并将其上传到平台软件中进行三维建模和术前、术中规划。在使用 MAKO 机器人辅助髌股关节置换术时，术前规划的主要目的是在患者自身骨组织解剖的基础上进行准确的假体大小和对齐匹配，适当的髌骨和滑车假体的大小、位置以及细致的手术解剖可以最大限度地提高手术效果。在进行滑车假体位置规划时，要充分外旋膝关节，使其垂直于股骨 AP 轴并平行于髁上轴；在进行滑车假体大小规划时，要使假体前覆盖广泛，但不突出内侧或外侧骨面，不延伸到髁间窝内，否则会导致 ACL 撞击。滑车假体边缘应与相邻的髁部软骨平面水平，或低于 1 mm，并保证在股骨前皮质和滑车假体之间有平滑过渡。

具体手术过程：患者取仰卧位，麻醉诱导后进行膝关节检查，包括活动范围、髌骨轨迹和下肢力线；机械臂放置于术者同侧，而计算机平台置于对侧。所有跟踪阵列需要直接跟踪下肢位置，可以安放在术者对侧；大腿根部安装止血带，术区消毒铺单；患者屈膝 45°，取髌旁内侧入路，自髌骨上极上方约 3 cm 至胫骨结节远端内侧 1 cm 处做标准的内侧髌旁皮肤切口；在股骨放置 2 个双皮质固定针（3.0）固定跟踪阵列，并保证可以被红外追踪摄像机看到。注意切开关节时避免损伤胫骨股骨侧关节软骨，同时也避免损伤半月板间韧带；切开关节后应注意观察膝关节内结构，包括 ACL、PCL、半月板等结构；切除部分髌下和滑车上方脂肪垫，使髌骨向外侧半脱位；用咬骨钳切除该区域的骨赘，确保不会发生 ACL 撞击。

在股骨内侧髁安装定位钉，使其远离截骨部位，保证不被截骨干扰。滑车床的准备应与股骨关节软骨过度 1 mm 以内；使用标准的 TKA 原则重新修复髌骨表面，包括髌骨组件的中位化，应使用测量切除技术，以避免髌股关节被过度填充。应切除髌骨外侧部分关节面，以改善髌骨轨迹，避免髌骨外侧撞击；将钝性探针尖端放入股骨定位钉凹槽中，使其尾部阵列可以被摄像机追踪到，此时系统将自动检查探头尖端的精度。对尖头探针重复上述操作后，使用尖头探针对股骨骨面进行注册，使患者术前 CT 图像与术中骨位置相匹配。

于内侧和外侧边缘标记 2 个点绘制滑车图，然后从最前面到最远端沿着滑车槽的最深点标记出 5 个点，最后沿着内侧和外侧过渡边缘的两侧各标记 3 个点。这些参考点与术前 CT 相匹配；使用尖探针穿过软骨，向下到达软骨下骨，准确地与术前 CT 匹配；使用触觉控制的 6 mm 高速磨钻精确去除滑车表面的骨与残留软骨，并完成假体桩孔制作；安装试模测试合适后，冲洗髌骨及滑车骨床，植入假体，去除多余骨水泥，将假体固定直到水泥固化；再次冲洗关节，检查关节最终活动范围，移除所有的固定钉、骨钉和追踪阵列，闭合切口。

临床结果：Selvaratnam 等的一项前瞻性研究收集了 2017 年 4 月 ~ 2018 年 5 月接受 MAKO 机器人辅助髌股关节置换手术患者资料，记录所有术前假体位置规划和术后假体实际位置，同时还收集了滑车发育不良的情况和功能预后评分。研究包括 17 例（2 例双侧）女性患者，6 例男性患者；平均年龄为 66.5 岁（41 ~ 89 岁）；平均随访时间为 30 个月（24 ~ 37 个月）；其中 18 例出现膝关节（72%）滑车发育不良。相较于后髁线，术滑车线平均 7.71°（3.3° ~ 11.3°），内旋转至外髁通髁轴平均 2.9°（0.2° ~ 6.5°）。术前规划范围为内旋 4° 至外旋 4°、内翻 4° 至外翻 6°、屈曲 7° 至伸直 3°。术前规划和术中假体位置的平均差值为旋转 0.43°，内翻、外翻 0.99°，屈伸 1.26°；6 例出现（24%）假体大小与术前规划不同（r¼0.98），术前 OKS 评分为 16 分，术后为 42 分。最短随访 2 年，在最后的随访中没有 1 例出现翻修病例，也没有发现任何假体松动的放射学证据。研究结果显示，MAKO 机器人辅助髌股关节置换术充满希望，术前规划与术中假体位置密切相关，仍需要更长时间的随访评估患者的长期预后和假体生存率。

Turktas 等回顾性研究 2009 年 6 月 ~ 2011 年 5 月 29 例（30 膝）接受 MAKO 机器人辅助髌股关节置换术患者，平均随访时间为 15.9 个月，包括图表回顾和放射学分析，其中影像学分析包括术前、术后种植体定位平片。患者术前平均牛津膝关节评分（OKS）为 21.7 分，术后平均达到 33.5 分（P=0.0033）；术前加州大学洛杉矶分校（UCLA）活动水平评分为 3.1 分，而术后为 4.8 分；术前平均视觉模拟疼痛量表（VAS）值为 8 分，术后降至 2.1 分（P=0.0033）；术前膝关节社会评分（KSS）

最终评分为 56 分，术后 68.3 分；术前功能评分为 47.2 分，术后 68.1 分（*P*=0.011）。作者认为，机器人辅助髌股关节置换术的早期结果令人鼓舞。这种技术的优点有切口更小、康复更快、保留更多骨量、假体力线更准确。

Batailler 等的回顾性研究将 77 例单纯髌股骨关节炎患者分为三组，采用常规手术，采用无图像机器人辅助系统（NAVIO），采用基于图像的机器人辅助系统（MAKO）组 42 例。三组的功能结果、满意度和残余疼痛均具有可比性。与传统手术相比，机器人辅助手术（基于图像或无图像）对髌骨倾斜度的改善效果更好。在最后一次随访中，3 例（3.9%）因股胫关节炎而进行翻修。研究结果发现，机器人辅助手术并没有导致不良结果的显著增加，与传统手术相比，机器人辅助手术更有利于改善髌骨倾斜。

总之，选择合适的患者是机器人辅助髌股关节置换手术成功与否的关键，髌股关节疼痛、年龄以及内侧和外侧间室退变低于 3 级等因素也要综合考虑在内。术中定位对手术至关重要，建议在股骨远端使用 3.0 参考架固定针，植入假体后要重新评估髌骨的平衡情况。另外在注册时，要确保探针完全穿过软骨层到达软骨下骨。髌骨表面置换与全膝关节置换手术相似，与传统手术相比，机器人辅助髌股关节置换术更多地采用解剖型假体设计，假体植入更加精准。可见，机器人辅助髌股关节置换术为晚期髌股骨关节炎的外科治疗提供了一种安全、可靠、可重复的方法，减少了因假体对位不良导致的翻修手术，术后中短期随访结果令人满意。

三、NAVIO 机器人辅助双间室置换术

2018 年的一项研究显示，在拟行全膝关节置换手术的患者中，51% 为内侧间室骨关节炎，6.5% 为外侧间室骨关节炎，1.2% 为髌股骨关节炎，真正累及三间室者只有 16.7%，另外有 15.5% 同时累及内侧髌股关节和内侧胫股关节。如果这些患者都行全膝关节置换术不仅会损伤正常的外侧间室，也会损伤前交叉韧带，而这些结构则是确保膝关节运动学正常的关键。此外，全膝关节置换术会导致更多的骨量丢失，使将来可能的翻修手术变得更为困难。理论上，这类患者可以行膝关节双间室置换手术治疗，不仅能减少术中失血量，也能保留交叉韧带，从而维持自然膝关节的运动。

膝关节双间室置换术并非新概念，早在 20 世纪 80 年代，Gunston 等（1971）、Laskin 等（1978）、Goodfellow 和 O'Connor 等（1986）先后报道了应用传统器械行膝关节双间室置换术的研究。早期的研究结果均证实，与全膝关节置换术相比，

双间室膝关节置换术可以更好地缓解疼痛、改善膝关节功能，而且减少并发症（如脂肪栓塞、感染和静脉血栓等），患者住院更短、康复更快。

　　Yeo 等在一项中长期随访研究中表明，双间室置换术治疗内侧间室和髌股骨关节炎临床和功能评分结果与全膝关节置换术相似，双间室置换组中的术中失血量明显低于全膝置换组。作者认为，对于年轻活跃的患者，与全膝关节置换相比，双间室置换具有术中失血量少而术后功能相当的优势。2010 年，Heyse 等报道 9 例患者行双间室膝关节置换术，术后平均随访 12 年（4 ~ 17 年），未发生手术翻修病例，最后一次随访时所有患者对手术结果感到满意（$n=3$）或非常满意（$n=6$）。然而，Parratte 等的一项 17 年的随访研究结果发现，行双间室置换的患者最终有 54% 出现翻修、影像学松动或其他间室退变疾病进展。在 27 例出现无菌性松动病例中，20 例为髌股假体松动，7 例出现与胫骨平台聚乙烯磨损相关的内侧假体松动。作者认为，双间室置换手术较全膝关节置换手术更复杂，粗糙的手术器械和手术技术可能是导致无菌性松动的重要原因之一。

　　虽然双间室置换手术可能是全膝关节置换术的替代方法之一，但因为早期手术技术和工具的限制，假体的失败率较高。股骨假体位置不佳和软组织平衡不良被认为是导致早期失败的一个可能原因。近十余年，机械臂辅助部分膝关节置换技术的引入为外科医生提供了更高的精度，通过提供精准的假体定位和软组织动态平衡提高临床疗效，目前取得了明显成功。越来越多的学者也开始尝试在双间室骨关节炎患者（内侧、外侧、髌股关节）中应用机器人辅助手术技术。有几项研究将机器人辅助单髁置换与传统手术进行了比较，发现前者具有更准确的假体定位和下肢力线。机器人辅助膝关节双间室置换（RA-BiKA）同样可以实现更准确的对线和假体定位，以提高手术的成功率。

　　NAVIO 机器人辅助膝关节双间室置换术的操作流程下：术前 NAVIO 机器人软件对于每个隔室及其解剖标志、假体大小和位置进行规划；在胫骨近端和股骨远端经皮打入双皮质固定钉，连接并固定光学示踪器；通过活动下肢确定机械轴和旋转轴，选定膝关节的运动轴、前后轴及通髁轴确定股骨假体的旋转角度及位置；用光学探针"绘制"股骨髁部、滑车表面解剖、胫骨平台表面解剖，创建一个膝关节虚拟模型；对于内侧或外侧的单髁置换，需要先启动 NAVIO 系统动态的软组织平衡算法，先在股骨与胫骨的虚拟模型上按照默认的设置模拟安放虚拟假体，同时对膝关节施以应力（拟行内侧单髁时，对内侧副韧带施以外翻应力，相反拟行外侧单髁时，对外侧副韧带施以内翻应力），同时全程被动活动膝关节，并由系统完整捕获整个膝关节活动范围中股骨与胫骨假体虚拟模型的相对位置。创建假体模型之间相对距离的曲线图形表示软组织张力的大小，通过调整虚拟假体的大小、位置和方向，使膝挂机屈曲过程的曲线图形达到屈伸平衡判定胫骨、股骨假体的放置是否适应软组织平衡。通过调整假体的位置，包括胫骨后倾角、截骨厚度、股骨假体前后或远近端移动，可以实现虚拟的软组织动态平衡。对于髌股关节置换术，使用探针于股骨滑车表面绘制虚拟的滑车模型，使用 NAVIO 软件规划假体三维位置；计划完成后，使用 NAVIO 手柄末端的磨钻磨削股骨髁部、胫骨或滑车表面的骨床。NAVIO 系统可以根据位置数据实时更新，不断调整 PFS 手柄末端磨钻尖端在保护鞘外的暴露情况，准确地磨除多余骨质；骨床准备完成后，对其表面进行评估验证，安装假体试模，评估膝关节活动范围和稳定性，最后植入假体。

截至目前，尚未见到 NAVIO 辅助膝关节双间室置换的临床报道。

四、机器人辅助膝关节外侧单髁置换术

在所有膝关节骨性关节炎病例中，单纯累及外侧间室者仅占 5% ~ 10%，这与外侧间室特殊的解剖学、运动学等因素有关。早期，这类患者常常行全膝关节置换手术，并取得了良好效果。近年来，外侧单髁置换术在治疗外侧单间室骨关节炎方面越来越受欢迎，甚至有望替代全膝关节置换术。与全膝关节置换术相比，单髁置换术的优势包括改善术后活动范围、保留交叉韧带和骨储备、改善本体感觉、增加患者满意度、更早恢复活动、缩短住院时间，减少并发症等。Plancher 等研究 61 例外侧单髁置换手术患者，由一名外科医生手工完成，均使用髌旁外侧入路，采用固定垫片假体。医生将患者分为两组，18 例为年龄 < 60 岁组，43 例为年龄 ≥ 60 岁组，主要观察患者膝关节损伤和骨关节炎结果评分（KOOS）、日常生活活动能力（ADL）和运动分量表评分等。结果显示，在平均 10 年（4 ~ 17 年）的随访中，两组患者报告的评分指标均无显著差异（$P > 0.05$），假体平均生存期为 15.3 年（14.5 ~ 16.2 年）。< 60 岁组患者在 5 年、10 年随访时假体活率为 100%；≥ 60 岁组患者 5 年随访时假体存活率为 98%，10 年时为 96%。作者认为，外侧单髁置换手术能有效缓解疼痛和恢复功能，尽管其对手术技术要求较高，但仍是治疗单纯外侧单间室骨性关节炎的良好选择。超过 80% 接受手术的患者在日常生活和体育活动方面达到可接受水平。

2006 年，MAKO 单髁机器人首次被引入临床，并成为第一个机器人辅助微创单髁置换技术，此时胫骨侧使用全聚乙烯嵌入式假体。2007 年，一种金属底托的胫骨假体被开发出来，并一直使用至今。2009 年，第二代 MAKO 机器人推出，并扩

展到内侧、外侧、髌股关节和双间室膝关节置换术等领域。这款机器人为"半主动"设计，可以在外科医生的指导下在特定手术触觉边界内工作。文献报道，这款机器人技术可以改善术后假体的位置、下肢对线，较手工手术更准确、变异更小。医生在临床实践中发现，与手工手术相比，机器人辅助单髁置换手术提高了假体定位、旋转、切骨深度、关节线重建和整体下肢力线对齐的精度。

机器人辅助外侧单髁置换手术的适应证应根据临床病史、检查以及影像学评估判断，主要症状为膝关节疼痛，位于外侧间室，无内侧间室相关疼痛。患者年龄、体重、活动水平、髌股关节退变、前交叉韧带功能不全等不再是禁忌证，只要外翻畸形可以矫正，外翻角度稍大（甚至 > 15°）也不再是禁忌证。在体格检查时，应记录冠状面和矢状面关节排列以及 ROM。外侧机器人 UKA 的适应证是 < 10° 固定屈曲畸形和 > 100° 膝关节屈曲，可矫正外翻畸形，与对侧腿进行临床比较。如果临床检查不确定，就必须进行额外的应力 X 线片检查，前后位（AP）松弛度也应进行评估。

患者均行 CT 扫描，使用相关软件对所有 CT 进行分割、定义和重建，生成股骨、胫骨的三维模型。然后选择合适假体模型与骨模型匹配，调整其大小、角度等，最终在重建的骨模型上形成基于患者特异性 CT 的术前规划。具体手术过程：患者取平卧位，患侧大腿根部上充气止血带；术区消毒铺单，于股骨远端及胫骨近端安装参考架并固定；取髌旁外侧入路，显露外侧间室股骨、胫骨侧；允许髌骨半脱位但不对伸膝装置造成损害，完成膝关节股骨侧及胫骨侧的注册登记，切除骨赘；施以合适内翻应力，全程屈伸膝关节，在不同屈曲角度取点记录软组织间隙值，观察柱状图，调整假体位置直至与柱状图显示的软组织间隙合适；将机械臂移至合适位置，使用其前端的一个 6 mm 高速磨钻完成磨骨。医生在设定的边界内引导磨钻实施磨骨。在操作过程中，机械臂可以给外科医生主动的触觉反馈，如果试图在边界外使用机械臂磨骨，会触发触角反馈，机械臂会自动停止操作，以使磨钻保持在可接受的范围内。首先从股骨外侧髁的最前方和近端开始磨削，注意谨慎操作，不要损伤髌骨及髌腱。当磨除股骨后髁时，膝关节需要屈曲至 110° 左右。一旦股骨侧完成磨骨，可以将膝关节屈曲至 100°，完成胫骨外侧平台磨骨操作；冲洗骨床，试模测试合适后安装骨水泥假体及垫片，缝合伤口，无菌包扎，完成手术。

传统观点认为，外侧 UKA 较内侧 UKA 的技术要求更高，引入具有机械臂技术的导航可能会使手术程序化，会有更好的可重复性。Thein 等对 25 例（26 膝）行机器人辅助外侧单髁置换患者的临床和影像学结果进行研究，患者平均年龄 63 岁，体重指数（26.35 ± 4.7）kg/m^2，K-L 分级为 2.5 ± 1。术前患侧膝关节平均外翻 4.1°，术后改善至 1.64°。WOMAC 评分在 2 年的随访中显著改善（$P < 0.001$）。作者认

为，外侧单髁置换手术仍然是一个具有挑战性的手术。机器人辅助手术是一种新的手术辅助技术，能够进行细致的预先计划，并可以重新评估术中膝关节运动学、对齐和膝关节运动路径。此外，与传统手工手术相比，其可以获得更准确和可重复性的力线。然而患者的选择、术前临床诊断和影像学评估以及手术技术仍然是外侧单髁置换手术成功与否的关键。Zambianchi 等选择 2013—2016 年，在两个中心接受了机器人辅助内侧和外侧单髁置换手术的 437 例患者，其中内侧单髁 338 例，外侧单髁 67 例，平均随访为 33.5 个月和 36.3 个月。结果示 3 例内侧单髁进行了翻修手术，假体存活率为 99.0%，而外侧单髁无一例进行翻修（假体在位率为 100%）的案例。最终，内侧、外侧单髁手术患者的所有临床评分均显著改善。这项多中心回顾性研究最重要的结果是，在 3 年的平均随访中，机器人辅助内外侧单髁手术假体生存率超过 98%。胫骨侧假体失败是翻修最常见的原因，有少数患者术后出现持续膝关节疼痛。作者认为，机器人辅助内、外侧单髁置换手术的短期随访结果显示了令人满意的临床疗效。

2023 年，Gaudiani 等对 29 例（32 膝）行机器人辅助外侧单髁置换术患者进行 5 年的随访，结果发现，患者出院时平均步行距离为（273.4 ± 70.4）cm，平均疼痛评分为（2.0 ± 2.5）分；在 2 年的随访中，平均 KOOS、WOMAC 和 FJS 分别为（75.1 ± 13.5）、（15.0 ± 7.2）和（81.0 ± 23.3）分；在 5 年的随访中，平均 KOOS、WOMAC 和 FJS 分别为（75.3 ± 14.6）、（14.9 ± 5.0）和（75.8 ± 27.4）分；KOOS 和 WOMAC 的平均变化分别为（35.6 ± 27.1）、（11.7 ± 13.4）分（$P < 0.001$）；94% 的患者非常满意 / 满意，3% 为中立，3% 为不满意；91% 的患者达到了活动预期，59% 患者较以前更活跃；5 年假体存活率为 100%。本研究显示，机器人辅助外侧单髁置换手术显著改善了患者临床结果，提高了满意度，满足了患者预期，并在中期随访时获得良好的功能恢复。

2023 年，Maritan 等回顾性研究 95 例外侧单髁置换手术患者，分为两组，第一组（常规组）为 43 例常规手工外侧单髁置换手术组，第二组（机器人组）为 52 例机器人辅助外侧单髁置换组；评价指标为膝关节损伤和骨关节炎的结果评分，分为症状、僵硬、疼痛、日常生活功能、运动和娱乐功能以及生活质量等。常规组和机器人组的平均随访时间分别为（90.3 ± 9.1）个月和（95.4 ± 11.0）个月，每例患者于手术前 1 天（T0）、至少 1 年随访（T1）和至少 5 年随访（T2）进行临床评估。两组的 T0、T1 之间以及 T0、T2 之间的所有临床评分都有所改善（$P < 0.05$）；T1、T2 之间的任何临床评分差异无统计学意义（$P > 0.05$）。在最终的 1 年随访中，两组患者的假体生存分析报告无差异，常规组有 3 例失败（2 例无菌性松动、1 例假体周围骨折），机器人组有 2 例失败（1 例髌股骨关节炎、1 例不明原因疼痛）。这项研究显示，机器人辅助外侧单髁置换术与手工手术均有良好的临床结果，翻修率也基本相同。对于外侧单髁置换手术，机器人辅助和手工手术的中长期随访结果无临床差异。

到目前为止，外侧单髁置换手术仍然被视为一个具有挑战性的手术方法。计算机导航及机器人辅助手术是一种新的外科手术辅助技术，能够进行细致的预先计划，并可以重新评估术中膝关节运动学。此外，与传统的 UKA 技术相比，机器人辅助手术可以使假体对线更准确、可重复性更高。然而，患者选择、术前临床和影像学评估以及外科手术技术仍然是外侧单髁置换手术成功的关键。

李海峰　柴　伟　编，张　卓　审校

参考文献

［1］安浩铭，平航宇，李海峰，等 . 国产"鸿鹄"骨科手术机器人辅助与传统人工全膝关节置换术近期疗效比较研究 [J]. 中国修复重建外科杂志 , 2023, 37(4): 404-409.

［2］柴伟，谢杰，张晓刚，等 . 国产全膝关节置换术辅助机器人系统的动物实验研究 [J]. 中国修复重建外科杂志，2020, 34(11): 1376-1413.

［3］柴伟，谢杰，张晓刚，等 . 国产全膝关节置换术辅助机器人系统的尸体实验研究 [J]. 中国修复重建外科杂志，2021, 35(4): 409-413.

［4］郭彤颖，安东 . 机器人系统设计及应用 [M]. 北京：化学工业出版社，2016.

［5］裴国献 . 数字骨科：骨科领域的第三次技术浪潮 [J]. 中华创伤骨科杂志，2019(1): 3-5.

［6］唐杞衡，周一新，郭盛杰，等 . 新型计算机导航系统辅助人工全膝关节置换术的近期疗效 [J]. 中国修复重建外科杂志，2021，10：1281-1285.

［7］田润，雷雨田，王坤正，等 . 机器人辅助人工全髋关节置换术中及术后测量髋臼角度比较研究 [J]. 中国修复重建外科杂志，2021, 35(10): 1246-1250.

［8］汪洋，纪保超，陈永杰，等 . MAKO 机器人在复杂性人工全髋关节置换术中应用的近期疗效 [J]. 中国修复重建外科杂志 , 2022, 36 (5)：555-560.

［9］夏润之，童志成，张经纬，等 . 国产"鸿鹄"膝关节置换手术机器人的早期临床研究 [J]. 实用骨科杂志 , 2021, 27(2): 108-113.

［10］张帅，孔祥朋，柴伟 . 2021 年度关节外科手术机器人临床应用盘点 [J]. 骨科，2022, 13(6): 562-567.

［11］张纪，王兴山，杨德金，等 . 机器人辅助直接上方入路人工全髋关节置换术的近期疗效 [J]. 中国修复重建外科杂志 , 2021, 35 (10): 1240-1245.

［12］ABDUL-JABAR H B, SURJIT LIDDER, SARAH W HUF, et al. Symptomatic

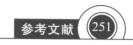
myositis ossificans following computer navigated total knee replacement: a complication of fixed femoral marker placement[J]. Knee, 2013, 20(1): 49-51.

［13］ ADIL S A, HOOPER M, KOCHER T, et al. Conversion of Hip Arthrodesis Using Robotic Arm Technology[J]. Arthroplasty Today, 2021, 9: 40-45.

［14］ AGARWAL N, TO K, MCDONNELL S, et al. Clinical and Radiological Outcomes in Robotic-Assisted Total Knee Arthroplasty: A Systematic Review and Meta-Analysis[J]. J Arthroplasty, 2020, 35(11): 3393-3409.

［15］ AN V V G, TWIGGS J, LEIE M, et al. Kinematic alignment is bone and soft tissue preserving compared to mechanical alignment in total knee arthroplasty[J]. Knee, 2019, 26(2): 466-476.

［16］ ANG J E, MANNAVA S, FLOYD A J, et al. Robotic systems in orthopaedic surgery[J]. J Bone Joint Surg Br, 2011, 93(10): 1296-1299.

［17］ ARE L, DE MAURO D, ROVERE G, et al. Robotic-assisted unicompartimental knee arthroplasty performed with Navio system: a systematic review[J]. Eur Rev Med Pharmacol Sci, 2023, 27: 2624-2633.

［18］ ARGENSON J N A, FLECHER X, PARRATTE S, et al. Patellofemoral arthroplasty: an update[J]. Clin Orthop Relat Res, 2005, 440: 50-53.

［19］ ASHIM MANNAN, JAMES VUN, CHRISTOPHER LODGE, et al. Increased precision of coronal plane outcomes in robotic-assisted total knee arthroplasty: A systematic review and meta-analysis[J]. Surgeon, 2018, 16(4): 237-244.

［20］ BABAR KAYANI, JENNI TAHMASSEBI, ATIF AYUOB, et al. A prospective randomized controlled trial comparing the systemic inflammatory response in conventional jig-based total knee arthroplasty versus robotic-arm assisted total knee arthroplasty[J]. Bone Joint J, 2021, 103-B(1): 113-122.

［21］ BACH C M, WINTER P, NOGLER M, et al. No functional impairment after Robodoc total hip arthroplasty: gait analysis in 25 patients[J]. Acta Orthop Scand, 2002, 73(4): 386-391.

［22］ BAEK J H, LEE S C, RYU S, et al.Coronal Correction for Post-Traumatic Malalignment Using Robot-Assisted Total Knee Arthroplasty: A Case Series[J]. Orthop Res Rev, 2022, 14: 445-451.

［23］ BAEK J H, LEE S C, AHN H S, et al.Usefulness of robot-assisted total knee arthroplasty in patients with retained hardware: A report of two cases[J]. Clin Case

Rep, 2022, 10(2): e05366.

[24] BAKER P N. The role of pain and function in determining patient satisfaction after total knee replacement. Data from the National Joint Registry for England and Wales[J]. J Bone Joint Surg Br, 2007, 89(7): 893-900.

[25] BARGAR W L, NETRAVALI N A. Total Hip Arthroplasty Technique: TSolution One[J]. Robotics in Knee and Hip Arthroplasty, 2019: 219-224.

[26] BARGAR W L, PARISE C A, HANKINS A, et al. Fourteen Year Follow-Up of Randomized Clinical Trials of Active Robotic-Assisted Total Hip Arthroplasty[J]. J Arthroplasty, 2018, 33(3): 810-814.

[27] BARGAR W L, BAUER A, BÖRNER M. Primary and revision total hip replacement using the Robodoc system[J]. Clinical Orthopaedics and Related Research, 1998, 354: 82-91.

[28] BARGAR W L. Robots in orthopaedic surgery: past, present, and future[J]. Clin Orthop Relat Res, 2007, 463: 31-36.

[29] BARRETT W P, MASON J B, MOSKAL J T , et al. Comparison of radiographic alignment of imageless computer-assisted surgery vs conventional instrumentation in primary total knee arthroplasty[J]. J Arthroplasty, 2011, 26: 1273-1284.

[30] BATAILLER C, WHITE N, RANALDI F M, et al. Improved implant position and lower revision rate with robotic-assisted unicompartmental knee arthroplasty[J]. Knee Surg Sports Traumatol Arthrosc, 2019, 27: 1232-1240.

[31] BATAILLER C, PUTZEYS P, LACAZE F, et al. Patellofemoral Arthroplasty Is an Efficient Strategy for Isolated Patellofemoral Osteoarthritis with or without Robotic-Assisted System[J]. J Pers Med, 2023, 2, 13(4): 625.

[32] BATTENBERG A K, NETRAVALI N A, LONNER J H. A novel handheld robotic-assisted system for unicompartmental knee arthroplasty: surgical technique and early survivorship[J]. J Robot Surg, 2020, 14: 55-60.

[33] BAUTISTA M, MANRIQUE J, HOZACK W J. Robotics in Total Knee Arthroplasty[J]. J Knee Surg, 2019, 32(7): 600-606.

[34] BELL S W, ANTHONY I, JONES B, et al. Improved Accuracy of Component Positioning with Robotic-Assisted Unicompartmental Knee Arthroplasty: Data from a Prospective, Randomized Controlled Study[J]. J Bone Joint Surg Am, 2016, 98(8): 627-635.

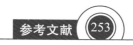

［35］BELL S W, ANTHONY I, JONES B, et al. Improved accuracy of component positioning with robotic-assisted unicompartmental knee arthroplasty: data from a prospective, randomized controlled study[J]. J Bone Joint Surg Am, 2016, 98(8): 627-635.

［36］BELLEMANS J, VANDENNEUCKER H, VANLAUWE J. Robot-assisted Total Knee Arthroplasty[J]. clinical orthopaedics and related research, 2007, 464: 111-116.

［37］BERNING E T, FOWLER R M. Thermal damage and tracker-pin track infection in computer-navigated total knee arthroplasty[J]. J Arthroplasty, 2011, 26: 977e21-24.

［38］BEYAZ S. A brief history of artificial intelligence and robotic surgery in orthopedics & traumatology and future expectations[J]. Jt Dis Relat Surg, 2020, 31(3): 653-655.

［39］BLUE M, DOUTHIT C, DENNISON J, et al. Periprosthetic fracture through a unicortical tracking pin site after computer navigated total knee replacement[J]. Case Rep Orthop, 2018, 2381406.

［40］BLUM C L, LEPKOWSKY E, HUSSEIN A, et al. Patient expectations and satisfaction in robotic-assisted total knee arthroplasty: a prospective two-year outcome study[J]. Arch Orthop Trauma Surg, 2021, 141(12): 2155-2164.

［41］BLYTH J G, MATTHEW S B, DOONAN J M, et al. Early outcomes after robotic arm-assisted biunicompartmental knee arthroplasty compared with total knee arthroplasty: a prospective, randomized controlled trial[J]. Bone Joint J, 2021, 103(10): 1561-1570.

［42］BOLLARS P, BOECKXSTAENS A, MIEVIS J, et al. Pre liminary experience with an image-free handheld robot for total knee arthroplasty: 77 cases compared with a matched control group[J]. Eur J Orthop Surg Traumatol, 2020, 30: 723e9.

［43］BORUS T, BRILHAULT J, CONFALONIERI N, et al. Patellofemoral joint replacement, an evolving concept[J]. Knee, 2014, 21(Suppl 1): 47-50.

［44］BOUCHE P A, AUBERT T, CORSIA S, et al. Systematic alignments yield balanced knees without additional releases in only 11% of knee arthroplasties: a prospective study[J]. Knee Surg Sports Traumatol Arthrosc, 2023, 31(4): 1443-1450.

［45］BROWN M J, MATTHEWS J R, BAYERS-THERING M T, et al. Low incidence of postoperative complications with navigated total knee arthroplasty[J]. J Arthroplasty, 2017, 32: 2120-2126.

［46］BULLOCK E K C, BROWN M J, CLARK G, et al. Robotics in Total Hip Arthroplasty: Current Concepts[J]. J Clin Med, 2022, 11(22): 6674.

［47］BUZA J A, WASTERLAIN A S, THAKKAR S C, et al. Navigation and Robotics in Knee Arthroplasty[J]. JBJS Rev, 2017, 5(2): e4.

［48］CANETTI R, BATAILLER C, BANKHEAD C, et al. Faster return to sport after robotic-assisted lateral unicompartmental knee arthroplasty: a comparative study[J]. Arch Orthop Trauma Surg, 2018, 138(12): 1765-1771.

［49］CARLOS DANIEL NOVOA-PARRA, R SANJUAN-CERVERÓ, N FRANCO-FERRANDO, et al. Complications of computer-assisted navigation in total knee replacement: retrospective cohort of eight hundred and seventy eight consecutive knee[J]. Int Orthop, 2020, 44(12): 2621-2626.

［50］CHAI W, KONG X, YANG M, et al. Robot-assisted total hip arthroplasty for arthrodesed hips[J]. Ther Clin Risk Manag, 2020, 16: 357.

［51］CHAI W, XU C, GUO R W, et al. Does robotic-assisted compnter navigation improve acetabular cup positioning in total hip arthroplasty for crowe III/IV hip dysplasia? a propensity score case-match analysis[J]. Int Orthop, 2022, 46(4): 769-777.

［52］DUAN X, ZHAO Y, ZHANG J, et al.Learning curve and short-term clinical outcomes of a new seven-axis robot-assisted total knee arthroplasty system: a propensity score-matched retrospective cohort study[J]. Journal of Orthopaedic Surgery and Research, 2023, 18: 425-434.

［53］CHAN J, AULD T S, LONG W J, et al. Active Robotic Total Knee Arthroplasty (TKA): Initial Experience with the TSolution One (R) TKA System[J]. Surg Technol Int, 2020, 37: 299-305.

［54］CHEN X, LI Z, ZHANG X, et al. A new robotically assisted system for total knee arthroplasty: A sheep model study[J]. Int J Med Robot, 2021, 17(4): e2264.

［55］CHENG T, ZHANG G, ZHANG X. Imageless navigation system does not improve component rotational alignment in total knee arthroplasty[J]. J Surg Res, 2011, 171(2): 590-600.

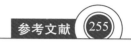
［56］CHRIST A B, PEARLE A D, MAYMAN D J, et al. Robotic-Assisted Unicompartmental Knee Arthroplasty: State-of-the Art and Review of the Literature[J]. J Arthroplasty, 2018, 33: 1994-2001.

［57］CHUN Y S, KIM K I, CHO Y J, et al. Causes and patterns of aborting a robot-assisted arthroplasty[J]. J Arthroplasty, 2011, 26: 621-625.

［58］COBB J, HENCKEL J, GOMES P, et al. Hands-on robotic unicompartmental knee replacement: a prospective, randomised controlled study of the acrobot system[J]. J Bone Joint Surg Br, 2006, 88(2): 188-197.

［59］COHAN S. ROBODOC achieves pinless registration[J]. Industr Robot, 2001, 28(5): 381-386.

［60］CONDITT M A, ROCHE M W. Minimally invasive robotic arm guided unicompart-mental knee arthroplasty[J]. J Bone Joint Surg Am, 2009, 91 Suppl 1: 63-68.

［61］CRIZER M P, HAFFAR A, BATTENBERG A, et al. Robotic Assistance in Unicompartmental Knee Arthroplasty Results in Superior Early Functional Recovery and Is More Likely to Meet Patient Expectations[J]. Adv Orthop, 2021: 4770960.

［62］DAVIES A P, VINCE A S, SHEPSTONE L, et al. The radiologic prevalence of patellofemoral osteoarthritis[J]. Clin Orthop Relat Res, 2002, 402: 206-212.

［63］DAVIES B L, HARRIS S J , LIN W J, et al. Active compliance in robotic surgery--the use of force control as a dynamic constraint[J]. Proc Inst Mech Eng H, 1997, 211(4): 285-292.

［64］DAVIES B L, HARRIS S J, ARAMBULA-COSIO F, et al. The Probot- an active robot for Prostate Resection[J]. Proc Inst Mech Eng H, 1997, 211(4): 317-326.

［65］DE CLOEDT P, LEGAYE J, LOKIETEK W. Femoro-patellar prosthesis. A retrospective study of 45 consecutive cases with a follow-up of 3- 12 years[J]. Acta Orthop Belg, 1999, 65(2): 170-175.

［66］DE STEIGER R N, LIU Y L, GRAVES S E. Computer navigation for total knee arthroplasty reduces revision rate for patients less than sixty-five years of age[J]. J Bone Joint Surg Am, 2015, 97(8): 635-642.

［67］DE WINTER W E, FEITH R, VAN LOON C J. The Richards type II patellofemoral arthroplasty: 26 cases followed for 1-20 years[J]. Acta Orthop

Scand, 2001, 72(5): 487-490.

[68] DEEP K, SHANKAR S, MAHENDRA A. Computer assisted navigation in total knee and hip arthroplasty[J]. SICOT J, 2017, 3: 50.

[69] DI BENEDETTO P, BUTTIRONI M M, MAGNANELLI S, et al. Comparison between standard technique and image-free robotic technique in medial unicompartmental knee arthroplasty. Preliminary data[J]. Acta Biomed, 2019, 90: 104-108.

[70] DOMB B G, CHEN J W, KYIN C, et al. Primary robotic-arm assisted fotal hip arthroplasty an andlysis of 501 hips with 44-month follow-up[J]. Orthopedics, 2021, 44(2): 70-76.

[71] ZHOU Y, SHAO H, HUANG Y, et al. Does robotic assisted technology improve the accuracy of acetabular component positioning in patients with ddh?[J]. J Orthop Surg (Hong Kong), 2021, 29(2): 23094990211025325.

[72] DOMB B G, REDMOND J M, LOUIS S S. Accuracy of component positioning in 1980 total hip arthroplasties: A comparative analysis by surgical technique and mode of guidance[J]. J Arthroplasty, 2015, 30: 2208-2218.

[73] DUNBAR N J, ROCHE M W, PARK B H, et al. Accuracy of dynamic tactile guided unicompartmental knee arthroplasty[J]. The Journal of Arthroplasty, 2012, 27(5): 803-808.

[74] FIGUEROA F, WAKELIN E, TWIGGS J, et al. Comparison between navigated reported position and postoperative computed tomography to evaluate accuracy in a robotic navigation system in total knee arthroplasty[J]. Knee, 2019, 26(4): 869-875.

[75] GARBARINO L J, SODHI N , EHIOROBO J, et al. Interesting Cases in Robotic Total Knee Arthroplasty Peter Gold[J]. Series in Health Sciences, 2019, 3: 139-142.

[76] GAUDIANI M A, LINSEN T SAMUEL L T, JOHN N DIANA J N, et al. Robotic-arm assisted lateral unicompartmental knee arthroplasty: 5-Year outcomes & survivorship[J]. Journal of Orthopaedic Surgery, 2023, 31(1): 1-6.

[77] GHOLSON J J, DUCHMAN K R, OTERO J E, et al. Computer navigated total knee arthroplasty: rates of adoption and early complications[J]. J Arthroplast, 2017, 32: 2113-2119.

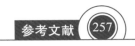
［78］GOODFELLOW J W, OCONNOR J. Clinical results of the Oxford knee. Surface arthroplasty of the tibiofemoral joint with a meniscal bearing prosthesis[J]. Clin Orthop Relat Res, 1986, 21-42.

［79］GRAU L, LINGAMFELTER M, PONZIO D, et al. Robotic arm assisted total knee arthroplasty workflow optimization, operative times and learning curve[J]. Arthroplast Today, 2019, 5(4): 465-470.

［80］GUNARATNE R, PRATT D N, BANDA J, et al. Patient Dissatisfaction Following Total Knee Arthroplasty: A Systematic Review of the Literature[J]. J Arthroplasty, 2017, 32(12): 3854-3860.

［81］GUNSTON F H. Polycentric knee arthroplasty. Prosthetic simulation of normal knee movement[J]. J Bone Joint Surg Br, 1971, 53: 272-277.

［82］HAGIO K, SUGANO N, TAKASHINA M, et al. Effectiveness of the ROBODOC system in preventing intraoperative pulmonary embolism[J]. Acta Orthop Scand, 2003, 74(3): 264-269.

［83］HANANOUCHI T, NAKAMURA N, KAKIMOTO A, et al. CT-based planning of a single-radius femoral component in total knee arthroplasty using the ROBODOC system[J]. Computer Aided Surgery, 2008, 13(1): 23-29.

［84］HANANOUCHI T, SUGANO N, NISHII T, et al. Effect of robotic milling on periprosthetic bone remodeling[J]. J Orthop Res, 2007, 25(8): 1062-1069.

［85］HANSEN E N, ONG K L, LAU E, et al. Unicondylar Knee Arthroplasty Has Fewer Complications but Higher Revision Rates Than Total Knee Arthroplasty in a Study of Large United States Databases[J]. J Arthroplasty, 2019, 34: 1617-1625.

［86］HARAGUCHI K, SUGANO N, NISHII T, et al. Comparison of fit and fill between anatomic stem and straight tapered stem using virtual implantation on the ORTHODOC workstation[J]. Comput Aided Surg, 2001, 6(5): 290-296.

［87］HASSEBROCK J D, MAKOVICKA J L, MICHAEL WONG M, et al. Minimally Invasive Robotic-Assisted Patellofemoral Arthroplasty[J]. Arthrosc Tech, 2020, 9(4): 425-433.

［88］HAYASHI S, HASHIMOTO S, KURODA Y, et al. Robotic-arm assisted THA can achieve precise cup positioning in developmental dysplasia of the hip: a case control study[J]. Bone Joint Res, 2021, 10(10): 629-638.

［89］HECKMANN N D, ANTONIOS J K, CHEN X T, et al. Midterm Survivorship of

Robotic-Assisted Lateral Unicompartmental Knee Arthroplasty[J]. The Journal of Arthroplasty, 2022, 37: 831-836.

[90] HELD M B, GAZGALIS A, NEUWIRTH A L, et al. Imageless robotic-assisted total knee arthroplasty leads to similar 24-month WOMAC scores as compared to conventional total knee arthroplasty: a retrospective cohort study[J]. Knee Surg Sports Traumatol Arthrosc, 2022, 30: 2631-2638.

[91] HERNANDEZ-VAQUERO D, SUAREZ-VAZQUEZ A. Complications of fifixed infrared emitters in computer-assisted total knee arthroplasties[J]. BMC Musculoskelet Disord, 2007, 8: 71-74.

[92] HERRY Y, BATAILLER C, LORDING T, et al. Improved joint-line restitution in unicompartmental knee arthroplasty using a robotic-assisted surgical technique[J]. Int Orthop, 2017, 41: 2265-2271.

[93] HEYSE T J, KHEFACHA A, CARTIER P. UKA in combination with PFR at average 12-year follow-up[J]. Arch Orthop Trauma Surg, 2010, 130: 1227-1230.

[94] HONL M, DIERK O, GAUCK C, et al. Comparison of robotic-assisted and manual implantation of a primary total hip replacement. A prospective study[J]. J Bone Joint Surg Am, 2003, 85(8): 1470-1478.

[95] ILLGEN R L, BUKOWSKI B R, ABIOLA R. Robotic-assisted total hip arthroplasty: Outcomes at minimum two-year follow-up[J]. Surg Technol Int, 2017, 30: 365-372.

[96] IÑIGUEZ M, NEGRÍN R, DUBOY J, et al. Robot-Assisted Unicompartmental Knee Arthroplasty: Increasing Surgical Accuracy? A Cadaveric Study[J]. J Knee Surg, 2021, 34: 628-634.

[97] IOW M H L, GOH G S, WONG M K, et al. Robotic-assisted total knee arthroplasty may lead to improvement in quality-of-life measures: a 2-year follow-up of a prospective randomized trial[J]. Knee Surg Sports Traumatol Arthrosc, 2017, 25(9): 2942-2951.

[98] J. M. SIKORSKI, M. C. Blythe. Learning the vagaries of computer-assisted total kneereplacement[J]. J Bone Joint Surg Br, 2005, 87(7): 903-910.

[99] JACOFSKY D J, ALLEN M. Robotics in Arthroplasty: A Comprehensive Review[J]. J Arthroplasty, 2016, 31(10): 2353-2363.

[100] JAKOPEC M, HARRIS S J, RODRIGUEZ F, et al. The First Clinical Application

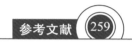

of a "Hands-On" Robotic Knee Surgery System[J]. Comput Aided Surg, 2001, 6(6): 329-339.

[101] JENNY J Y, MIEHLKE R K, GIUREA A. Learning curve in navigated total knee replacement. A multi-centre study comparing experienced and beginner centres[J]. Knee, 2008, 15: 80-84.

[102] JEON S W, KIM K I, SONG S J. Robot-Assisted Total Knee Arthroplasty Does Not Improve Long-Term Clinical and Radiologic Outcomes[J]. J Arthroplasty, 2019, 34(8): 1656-1661.

[103] JOHNSON D B, SEAN A J, SUTPHEN R C, et al. Radiographic and Clinical Outcomes Following Robotic-Assisted Lateral Unicompartmental Knee Arthroplasty[J]. Journal of Long-Term Effects of Medical Implants, 29(3): 191-196.

[104] JORG SCHNEIDER, WILLI KALENDE. Geometric Accuracy in Robot-Assisted Total Hip Replacement Surgery[J]. Comp Utm Aided SUTT, 2003, 8: 138-145.

[105] KALAN S, CHAUHAN S, COELHO R F, et al. History of robotic surgery[J]. J Robot Surg, 2010, 4(3): 141-147.

[106] KAMARA E, BERLINER Z P, HEPINSTALL M S, et al. Pin site complications associated with computer-assisted navigation in hip and knee arthroplasty[J]. J Arthroplasty, 2017, 32: 2842-2846.

[107] KAMARA E, ROBINSON J, BAS M A, et al. Adoption of robotic vs fluoroscopic guidance in total hip arthroplasty: is acetabular positioning improved in the learning curve?[J]. J Arthroplasty, 2017, 32(1): 125.

[108] KANAWADE V, DORR L D, BANKS S A, et al. Precision of robotic guided instrumentation for acetabular component positioning[J]. J Arthroplasty, 2015, 30(3): 392-397.

[109] KAYANI B, KONAN S, TAHMASSEBI J, et al. Robotic-arm assisted total knee arthroplasty is associated with improved early functional recovery and reduced time to hospital discharge compared with conventional jig-based total knee arthroplasty: a prospective cohort study[J]. Bone Joint J, 2018, 100-B(7): 930-937.

[110] KAYHAN TURAN, YALKIN CAMURCU, MURAT KEZER, et al.Preliminary outcomes of kinematically aligned robot-assisted total knee arthroplasty with

patient-specific cartilage thickness measurement[J]. J Robot Surg, 2023, 17(3): 979-985.

[111] KENANIDIS E. Comparative outcomes between a new robotically assisted and a manual technique for total knee arthroplasty in patients with osteoarthritis: a prospective matched comparative cohort study[J]. Eur J Orthop Surg Traumatol, 2023, 33(4): 1231-1236.

[112] KHAKHA R S, CHOWDHRY M, NORRIS M, et al. Low incidence of complications in computer assisted total knee arthroplastyda retrospective review of 1596 cases[J]. Knee, 2015, 22: 416-418.

[113] KHLOPAS A, SODHI N, SULTAN A A, et al.Robotic Arm-Assisted Total Knee Arthroplasty[J]. The Journal of Arthroplasty, 2018, 33(7): 2002-2006.

[114] KHLOPAS A, SODHI N, WILLIAM J H, et al.Patient-Reported Functional and Satisfaction Outcomes after Robotic-ArmAssisted Total Knee Arthroplasty: Early Results of a Prospective Multicenter Investigation[J]. The Journal of Knee Surgery, 2020, 33(7): 685-690.

[115] KIM K, KIM Y H, PARK W M, et al. Stress concentration near pin holes associated with fracture risk after computer navigated total knee arthroplasty[J]. Comput Aided Surg, 2010, 15(4-6): 98-103.

[116] KIM Y H, YOON S H, PARK J W. Does Robotic-assisted TKA Result in Better Outcome Scores or Long-Term Survivorship Than Conventional TKA? A Randomized, Controlled Trial[J]. Clin Orthop Relat Res, 2020, 478(2): 266-275.

[117] KOENIG J A, PLASKOS C. Total Knee Arthroplasty Technique: OMNI Botics[J]. Robotics in Knee and Hip Arthroplasty, 2019: 167-183.

[118] KUNZE K N, FARIVAR D, PREMKUMAR A, et al. Comparing clinical and radiographic outcomes of robotic-assisted, computer-navigated and conventional unicompartmental knee arthroplasty: A network meta-analysis of randomized controlled trials[J]. J Orthop, 2021, 25: 212-219.

[119] LADDHA M, GAURAV S. Assessment of Limb Alignment and Component Placement After All Burr Robotic-Assisted TKAIndian[J]. J Orthop, 2020, 55: 69-75.

[120] LANG J E, MANNAVA S, FLOYD A J, et al. Robotic systems in orthopaedic surgery[J]. J Bone Joint Surg Br, 2011, 93(10): 1296-1299.

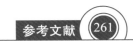

[121] LASKIN R S. Unicompartmental tibiofemoral resurfacing arthroplasty[J]. J Bone Joint Surg Am, 1978, 60: 182-185.

[122] LEE Y S, OH S H, SEON J K, et al. 3D femoral neck anteversion measurements based on the posterior femoral plane in ORTHODOC system[J]. Med Biol Eng Comput, 2006, 44(10): 895-906.

[123] LEELASESTAPORN C, TARNPICHPRASERT T, ARIRACHAKARAN A, et al. Comparison of 1-year outcomes between MAKO versus NAVIO robot-assisted medial UKA: nonrandomized, prospective, comparative study[J]. Knee Surg Relat Res, 2020, 32: 13.

[124] LI C H, CHEN T H, SU Y P, et al. Periprosthetic femoral supracondylar fracture after total knee arthroplasty with navigation system[J]. J Arthroplasty, 2008, 23: 304-307.

[125] LI Z, CHEN X, WANG X, et al. HURWA robotic-assisted total knee arthroplasty improves component positioning and alignment - A prospective randomized and multicenter study[J]. J Orthop Translat, 2022, 33: 31-40.

[126] LI Z, CHEN X, ZHANG X, et al. Better precision of a new robotically assisted system for total knee arthroplasty compared to conventional techniques: A sawbone model study[J]. Int J Med Robot, 2021, 17(4): e2263.

[127] LIM S J, KIM S M, LIM B H, et al. Comparison of manual rasping and robotic milling for short metaphyseal-fitting stem implantation in total hip arthroplasty: a cadaveric study[J]. Comput Aided Surg, 2013, 18(1-2): 33-40.

[128] LIOW M H L, CHIN P L, PANG H N, et al. THINK surgical TSolution-One((R)) (Robodoc) total knee arthroplasty[J]. SICOT J, 2017, 3: 63.

[129] LIOW M H L, CHIN P L, YEO S J. Total Knee Arthroplasty Technique: TSolution One (Robodoc)[J]. Robotics in Knee and Hip Arthroplasty, 2019: 195-201.

[130] LIOW M H, CHIN P L, TAY K J, et al. Early experiences with robot-assisted total knee arthroplasty using the DigiMatch ROBODOC(R) surgical system[J]. Singapore Med J, 2014, 55(10): 529-534.

[131] LIOW M H, XIA Z, WONG M K, et al. Robot-assisted total knee arthroplasty accurately restores the joint line and mechanical axis. A prospective randomised study[J]. J Arthroplasty, 2014, 29(12): 2373-2377.

0

[132] LIOW M H L, GOH GS-H, WONG M K, et al. Robotic-assisted total knee arthroplasty may lead to improvement in quality-of-life measures: a 2-year follow-up of a prospective randomized trial[J]. Knee Surg Sports Traumatol Arthrosc, 2017, 25: 2942-2951.

[133] LONNER J H, GOH G S. Moving beyond radiographic alignment: applying the Wald Principles in the adoption of robotic total knee arthroplasty[J]. Int Orthop, 2023, 47(2): 365-373.

[134] LONNER J H, JOHN T K, CONDITT M A. Robotic armassisted UKA improves tibial component alignment: a pilot study[J]. Clinical Orthopaedics and Related Research, 2010, 468(1): 141-146.

[135] LONNER J H, KERR G J. Low rate of iatrogenic complications during unicompartmental knee arthroplasty with two semiautonomous robotic systems[J]. Knee, 2019, 26: 745-749.

[136] LONNER J H. Robotic-arm assisted unicompartmental knee arthroplasty[J]. Semin Arthroplast, 2009, 20(1): 15-22.

[137] MACCALLUM K P, DANOFF J R, GELLER J A. Tibial baseplate positioning in robotic-assisted and conventional unicompartmental knee arthroplasty[J]. Eur J Orthop Surg Traumatol, 2016, 26(1): 93-98.

[138] MANNING W, GHOSH M, WILSON I, et al. Improved mediolateral load distribution without adverse laxity pattern in robot-assisted knee arthroplasty compared to a standard manual measured resection technique[J]. Knee Surg Sports Traumatol Arthrosc, 2020, 28(9): 2835-2845.

[139] MARCHAND R C, SODHI N, BHOWMIK-STOKER M, et al. Does the robotic arm and preoperative CT planning help with 3D intraoperative total knee arthroplasty planning?[J]. J Knee Surg, 2019, 32: 742-749.

[140] MARCHAND R C, SODHI N, KHLOPAS A, et al. Coronal correction for severe deformity using roboticassisted total knee arthroplasty[J]. J Knee Surg, 2018, 31(1): 2-5.

[141] MARITAN G, FRANCESCHI G, NARDACCHIONE R, et al. Similar survivorship at the 5year followup comparing roboticassisted and conventional lateral unicompartmental knee arthroplasty[J]. Knee Surgery, Sports Traumatology, Arthroscopy, 2023, 31: 1063-1071.

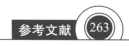
［142］MASSAI F, CONTEDUCA F, VADALA A, et al. Tibial stress fracture after computer-navigated total knee arthroplasty[J]. J Orthop Traumatol, 2010, 11: 123-127.

［143］MATSUMOTO T, MURATSU H, KUBO S, et al. Soft tissue balance using the tibia first gap technique with navigation system in cruciate-retaining total knee arthroplasty[J]. Int Orthop, 2012, 36(5): 975-980.

［144］MCCLELLAND J A, WEBSTER K E, FELLER J A. Gait analysis of patients following total knee replacement: A systematic review[J]. The Knee, 2007, 14(4): 253-263.

［145］MERGENTHALER G, BATAILLER C, LORDING T, et al. Is robotic-assisted unicompartmental knee arthroplasty a safe procedure? A case control study[J]. Knee Surg Sports Traumatol Arthrosc, 2021, 29: 931-938.

［146］MIEHLKE R K, CLEMENS U, KERSHALLY S. Computer integrated instrumentation in knee arthroplasty—a comparative study of conventional and computerized technique[C]. Presented at the Fourth Annual North American Programm on Computer Assisted Orthopaedic Surgery, Pittsburgh, PA.2000.

［147］MOFIDI A, LU B, PLATE J F, et al. Effect of arthritis in other compartment after unicompartmental arthroplasty[J]. Eur J Orthop Surg Traumatol, 2014, 24(5): 805-812.

［148］MOHAN T, PANICKER J, THILAK J, et al. ShortTerm Outcomes of Robotic Lateral Unicompartmental Knee Arthroplasty: An Indian Perspective[J]. Indian Journal of Orthopaedics, 2022, 56: 655-663.

［149］MOSCHETTI W E, KONOPKA J F, RUBASH H E, et al. Can Robot-Assisted Unicompartmental Knee Arthroplasty Be Cost-Effective? A Markov Decision Analysis[J]. J Arthroplasty, 2016, 31(4): 759-765.

［150］MULLAJI A B, SHETTY G M, KANNA R. Postoperative limb alignment and its determinants after minimally invasive Oxford medial unicompartmental knee arthroplasty[J]. J Arthroplasty, 2011, 26-6: 919-925.

［151］MURPHY G T, SHATROV J, DUONG J, et al. How does the use of quantified gap-balancing affect component positioning and limb alignment in robotic total knee arthroplasty using functional alignment philosophy? A comparison of two robotic platforms[J]. Int Orthop, 2023, 47(5): 1221-1232.

［152］MURPHY G T, SHATROV J, DUONG J, et al. How does the use of quantified gap-balancing affect component positioning and limb alignment in robotic total knee arthroplasty using functional alignment philosophy? A comparison of two robotic platforms[J]. Int Orthop, 2023.

［153］NAKAMURA N, SUGANO N, NISHII T, et al. Robot-assisted primary cementless total hip arthroplasty using surface registration techniques: a short-term clinical report[J]. Int J Comput Assist Radiol Surg, 2009, 4(2): 157-162.

［154］NAWABI D H, CONDITT M A, RANAWAT A S, et al. Haptically guided robotic technology in total hip arthroplasty: a cadaveric investigation[J]. Proc Inst Mech Eng H, 2013, 227(3): 302-309.

［155］NEGRÍN R, DUBOY J, IÑIGUEZ M, et al. Robotic-assisted vs conventional surgery in medial unicompartmental knee arthroplasty: a clinical and radiological study[J]. Knee Surg Relat Res, 2021, 33: 5.

［156］NEGRÍN R, DUBOY J, REYES N O, et al. Robotic-assisted Unicompartmental knee Arthroplasty optimizes joint line restitution better than conventional surgery[J]. J Exp Orthop, 2020, 7: 94.

［157］NETRAVALI N A, SHEN F, PARK Y, et al. A perspective on robotic assistance for knee arthroplasty[J]. Adv Orthop, 2013: 970703.

［158］NG W S, DAVIES B L, HIBBERD R D, et al. A firs thand experience in transurethral resection of the prostate[J]. IEEE Engineering in Medicine and Biology, 1993, 12: 120-125.

［159］NISHIHARA S, SUGANO N, NISHII T, et al. Clinical accuracy evaluation of femoral canal preparation using the ROBODOC system[J]. J Orthop Sci, 2004, 9(5): 452-461.

［160］NISHIHARA S, SUGANO N, NISHII T, et al. Comparison between hand rasping and robotic milling for stem implantation in cementless total hip arthroplasty[J]. J Arthroplasty, 2006, 21(7): 957-966.

［161］NISHIHARA S, SUGANO N, NISHII T, et al. Comparison of the fit and fill between the Anatomic Hip femoral component and the VerSys Taper femoral component using virtual implantation on the ORTHODOC workstation[J]. J Orthop Sci, 2003, 8(3): 352-360.

［162］NODZO S R, CHANG C C, CARROLL K M, et al. Intraoperative placement of

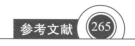
total hip arthroplasty components with robotic-arm assisted technology correlates with postoperative implant position: a CT-based study[J]. Bone Joint J, 2018, 100-B(10): 1303-1309.

[163] NOGLER M, KRISMER M, HAID C, et al. Excessive heat generation during cutting of cement in the Robodoc hip-revision procedure[J]. Acta Orthop Scand, 2001, 72(6): 595-599.

[164] NOGLER M, MAURER H, WIMMER C, et al. Knee pain caused by a fiducial marker in the medial femoral condyle: a clinical and anatomic study of 20 cases[J]. Acta Orthop Scand, 2001, 72(5): 477-480.

[165] NOGLER M, POLIKEIT A, WIMMER C, et al. Primary stability of a robodoc implanted anatomical stem versus manual implantation[J]. Clin Biomech (Bristol, Avon), 2004, 19(2): 123-129.

[166] NOGLER M, WIMMER C, LASS-FLORL C, et al. Contamination risk of the surgical team through ROBODOC's high-speed cutter[J]. Clin Orthop Relat Res, 2001, (387): 225-231.

[167] NUNO-SIEBRECHT N, TANZER M, BOBYN J K. Potential errors in axial alignment using intramedullary instrumentation for total knee arthroplasty[J]. J Arthroplasty, 2000, 15: 228-230.

[168] ORSI A D, WAKELIN E A, PLASKOS C, et al. Predictive Gap-balancing Reduces the Extent of Soft-tissue Adjustment Required After Bony Resection in Robot-assisted Total Knee Arthroplasty—A Comparison With Simulated Measured Resection[J]. Arthroplasty Today, 2022, 16: 1-8.

[169] OSSENDORF C, FUCHS B, KOCH P. Femoral stress fracture after computed navigated total knee arthroplasty[J]. Knee, 2006, 13(5): 397-399.

[170] OWENS R F, SWANK M L. Low incidence of postoperative complications due to pin placement in computer-navigated total knee arthroplasty[J]. J Arthroplasty, 2010, 25: 1096-1098.

[171] PANG C H, CHAN W L, YEN C H, et al. Comparison of total knee arthroplasty using computer-assisted navigation versus conventional guiding systems: a prospective study[J]. J Orthop Surg, 2009, 17(2): 170-173.

[172] PARK S E, LEE C T. Comparison of robotic-assisted and conventional manual implantation of a primary total knee arthroplasty[J]. J Arthroplasty, 2007, 22(7):

1054-1059.

[173] PARRATTE S, OLLIVIER M, OPSOMER G, et al. Is knee function better with contemporary modular bicompartmental arthroplasty compared to total knee arthroplasty? Short term outcomes of a prospective matched study including 68 cases[J]. Orthop Traumatol Surg Res, 2015, 101: 547-552.

[174] PARRATTE S. Accuracy of a New Robotically Assisted Technique for Total Knee Arthroplasty: A Cadaveric Study[J]. J Arthroplasty, 2019, 34(11): 2799-2803.

[175] PETERS B S, ARMIJO P R, KRAUSE C, et al. Review of emerging surgical robotic technology[J]. Surg Endosc, 2018, 32(4): 1636-1655.

[176] PLANCHER K D, BRIGGS K K, CHINNAKKANNU K, et al. Isolated Lateral Tibiofemoral Compartment Osteoarthritis: Survivorship and Patient Acceptable Symptom State After Lateral Fixed-Bearing Unicompartmental Knee Arthroplasty at Mean 10-Year Follow-up[J]. J Bone Joint Surg Am, 2022, 104(18): 1621-1628.

[177] PLATE J F, MOFIDI A, MANNAVA S, et al. Achieving accurate ligament balancing using robotic-assisted unicompartmental knee arthroplasty[J]. Adv Orthop, 2013, 2013: 837167.

[178] PONZIO D Y, LONNER J H. Preoperative Mapping in Unicompartmental Knee Arthroplasty Using Computed Tomography Scans Is Associated with Radiation Exposure and Carries High Cost[J]. J Arthroplasty, 2015, 30: 964-967.

[179] PRANSKY J. ROBODOC-surgical robot success story[J]. Industrial Robot: An International Journal, 1997, 24(3): 231-233.

[180] PRANSKY J. Surgeons realizations of RoboDoc[J]. Industrial Robot: An International Journal, 1998, 25(2): 105-108.

[181] RHEE S J, HYUN-JUNG KIM H J, LEE C R, et al. A Comparison of Long-Term Outcomes of Computer-Navigated and Conventional Total Knee Arthroplasty: A Meta-Analysis of Randomized Controlled Trials[J]. J Bone Joint Surg Am, 2019 Oct 16, 101(20): 1875-1885.

[182] S G ZIPPER. H PÜSCHMANN Z. Nerve injuries after computer-assisted hip replacement: case series with 29 patients[J]. Orthop Ihre Grenzgeb, 2005, 143(4): 399-402.

[183] SAH A P, SCOTT R D. Lateral unicompartmental knee arthroplasty through a

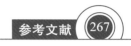

medial approach. Study with an average five-year follow-up[J]. J Bone Joint Surg Am, 2007, 89(9): 1948-1954.

[184] SANDESH GULHANE, IAN HOLLOWAY, MATHEW BARTLETT. A vascular complication in computer navigated total knee arthroplasty[J]. Indian J Orthop, 2013, 47(1): 98-100.

[185] SARTAWI M M, RAHMAN H, KOHLMANN J M. Medial tibial plateau stress fracture following navigated total knee arthroplasty: two case reports[J]. Am J Case Rep, 2021, 22: e933005.

[186] SAVOV P, TUECKING L-R, WINDHAGEN H, et al. Imageless robotic handpiece-assisted total knee arthroplasty: a learning curve analysis of surgical time and alignment accuracy[J]. Arch Orthop Trauma Surg, 2021, 141: 2119-2128.

[187] SAVOV P, TUECKING L-R, WINDHAGEN H, et al. Robotics improves alignment accuracy and reduces early revision rates for UKA in the hands of low-volume UKA surgeons[J]. Arch Orthop Trauma Surg, 2021, 141: 2139-2146.

[188] SCHNEIDER J, KALENDER W. Geometric accuracy in robot-assisted total hip replacement surgery[J]. Comput Aided Surg, 2003, 8(3): 135-145.

[189] SCHOLL L Y, HAMPP E L, DE SOUZA K M, et al. How does robotic-arm assisted technology inflfluence total knee arthroplasty implant placement for surgeons in fellowship training?[J]. J Knee Surg, 2022, 35: 198e203.

[190] SCHULZ A P, SEIDE K, QUEITSCH C, et al. Results of total hip replacement using the Robodoc surgical assistant system: clinical outcome and evaluation of complications for 97 procedures[J]. Int J Med Robot, 2007, 3(4): 301-306.

[191] SELVARATNAM V, CATTELL A, EYRES K. Robotic-Assisted Patellofemoral Replacement-Correlation of Preoperative Planning with Intraoperative Implant Position and Early Clinical Experience: A Minimum 2-Year Follow-up[J]. J Knee Surg, 2022, 35(7): 731-738.

[192] SEPHTON B M, DE LA CRUZ N, SHEARMAN A, et al. Achieving discharge within 24 h of robotic unicompartmental knee arthroplasty may be possible with appropriate patient selection and a multi-disciplinary team approach[J]. J Orthop, 2020, 19: 223-228.

[193] SHALHOUB S, MOSCHETTI W E, DABUZHSKY L, et al. Laxity Profiles in

the Native and Replaced Knee-Application to Robotic-Assisted Gap-Balancing Total Knee Arthroplasty[J]. J Arthroplasty, 2018, 33(9): 3043-3048.

[194] SHATROV J, MURPHY G T, DUONG J, et al. Correction to: Robotic-assisted total knee arthroplasty with the OMNIBot platform: a review of the principles of use and outcomes[J]. Arch Orthop Trauma Surg, 2021, 141(12): 2097.

[195] SHATROV J, MURPHY G T, DUONG J, et al. Robotic-assisted total knee arthroplasty with the OMNIBot platform: a review of the principles of use and outcomes[J]. Arch Orthop Trauma Surg, 2021, 141(12): 2087-2096.

[196] SHAW J H, LINDSAY-RIVERA K G, BUCKLEY P J, et al. Minimal Clinically Important Difference in Robotic-Assisted Total Knee Arthroplasty Versus Standard Manual Total Knee Arthroplasty[J]. J Arthroplasty, 2021, 36(7S): S233-S241.

[197] SIEBEL T, KÄFER W. Clinical outcome following robotic assisted versus conventional THA: a controlled and prospective study of seventy-one patients[J]. Z Orthop Ihre Grenzgeb, 2005, 143: 391-398.

[198] SIEBERT W, MAI S, KOBER R, et al.Technique and first clinical results of robot-assisted total knee replacement[J]. The Knee, 2002, 9: 173-180.

[199] SKIBICKI H E, PONZIO D Y, BRUSTEIN J A, et al. A cautionary case: osteoporotic femur fracture after robotic-assisted total knee arthroplasty[J]. Osteoporos Int, 2021, 32: 2125-2129.

[200] SMITH T J, AHMED S, SALVADOR A F, et al. Periprosthetic Fractures Through Tracking Pin Sites Following Computer Navigated and Robotic Total and Unicompartmental Knee Arthroplasty: A Systematic Review[J]. JBJS Re, 2021, 9(1): e20.00091.

[201] SODHI N, KHLOPAS A, EHIOROBO J O, et al. Robotic-assisted total knee arthroplasty in the presence of extra-articular deformity[J]. Surg Technol Int, 2019, 34: 497-502.

[202] ST MART J P, GOH E L, SHAH Z. Robotics in total hip arthroplasty: a review of the evolution, application and evidence base[J]. EFORT Open Rev, 2020, 5(12): 866-873.

[203] ST MART J P, DE STEIGER R N, CUTHBERT A, et al. The three-year survivorship of robotically assisted versus non-robotically assisted

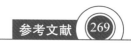
unicompartmental knee arthroplasty[J]. Bone Joint J, 2020, 102-B(3): 319-328.

[204] ST MART J P, GOH E L, GOUDIE E, et al. Clinical and radiological outcomes of robotic-assisted unicompartmental knee arthroplasty: early lessons from the fifirst 100 consecutive knees in 85 patients[J]. Knee, 2022, 34: 195-205.

[205] STEFANO G B. Robotic Surgery: Fast Forward to Telemedicine[J]. Med Sci Monit, 2017, 23: 1856.

[206] STIEHL J. Computer navigation and robotics[J]. Knee, 2013, 20(4): 225.

[207] STREIT M R. Total versus unicompartmental knee replacement for isolated lateral osteoarthritis: a matched-pairs study[J]. Int Orthop, 2014, 38(11): 2259-2264.

[208] SUBRAMANIAN P, WAINWRIGHT T W, BAHADORI S, et al. A review of the evolution of robotic-assisted total hip arthroplasty[J]. Hip Int, 2019, 29(3): 232-238.

[209] SUGANO N. Computer-assisted orthopaedic surgery and robotic surgery in total hip arthroplasty[J]. Clin Orthop Surg, 2013, 5(1): 1-9.

[210] SWIONTKOWSKI M F, CALLAGHAN J J, LEWALLEN D G, et al. Large Database and Registry Research in Joint Arthroplasty and Orthopaedics[J]. J Bone Joint Surg Am, 2022, 104(Suppl 3): 1-3.

[211] TAMAKI Y, GOTO T, WADA K, et al. Robotic arm-assisted total hip arthroplasty via a minimally invasive anterolateral approach in the supine position improves the precision of cup placement in patients with developmental dysplasia of the hip[J]. J Orthop Sci, 2023 Feb 15, S0949-2658(23)00018-0.

[212] THEIN R, KHAMAISY S, ZUIDERBAAN H A, et al. Lateral robotic unicompartmental knee arthroplasty[J]. Sports Med Arthrosc Rev, 2014, 22(4): 223-228.

[213] THIENGWITTAYAPORN S, UTHAITAS P, SENWIRUCH C, et al. Imageless robotic-assisted total knee arthroplasty accurately restores the radiological alignment with a short learning curve: a randomized controlled trial[J]. Int Orthop, 2021, 45: 2851-2858.

[214] THILAK J, RAO S N, MOHAN V, et al. Image-based robot assisted bicompartmental knee arthroplasty versus total knee arthroplasty[J]. SICOT J, 2022, 8: 48.

[215] THOMAS T L, GOH G S, NGUYEN M K, et al. Pin-Related Complications in Computer Navigated and Robotic-Assisted Knee Arthroplasty: A Systematic Review[J]. J Arthroplasty, 2022, 37(11): 2291-2307.

[216] TIAN R, DUAN X, KONG N, et al. Robotic-assisted total knee arthroplasty is more advantageous for knees with severe deformity: a randomized controlled trial study design[J]. Int J Surg, 2023, 109(3): 287-296.

[217] TURKTAS U, PISKIN A, POEHLING G. Short-term outcomes of robotically assisted patello-femoral arthroplasty[J]. Int Orthop, 2016, 40(5): 919-924.

[218] VAN DER LIST J P, CHAWLA H, JOSKOWICZ L, et al. Current state of computer navigation and robotics in unicompartmental and total knee arthroplasty: a systematic review with meta-analysis[J]. Knee Surg Sports Traumatol Arthrosc, 2016, 24(11): 3482-3495.

[219] VERMUE H, BATAILLER C, MONK P, et al. The evolution of robotic systems for total knee arthroplasty, each system must be assessed for its own value: a systematic review of clinical evidence and meta-analysis[J]. Arch Orthop Trauma Surg, 2022, 143(6): 3369-3381.

[220] VERMUE H, LUYCKX T, WINNOCK DE GRAVE P, et al. Robot-assisted total knee arthroplasty is associated with a learning curve for surgical time but not for component alignment, limb alignment and gap balancing[J]. Knee Surg Sports Traumatol Arthrosc, 2022, 30(20): 593-602.

[221] VERMUE H, TACK P, GRYSON T, et al. Can robot-assisted total knee arthroplasty be a cost-effective procedure? A Markov decision analysis[J]. Knee, 2021, 29: 345-352.

[222] VICTOR J, HOSTE D. Image-based computer-assisted total knee arthroplasty leads to lower variability in coronal alignment[J]. Clin Orthop Relat Res, 2004, 428: 131-139.

[223] WAKELIN E, SHALHOUB S, LAWRENCE J M, et al. Femoral component alignment boundaries for tibia first gap balancing using digital tensioning tool[Z]//RODRIGUEZ F, BAENA Y, TATTI F. CAOS 2020 (EPiC Series in Health Sciences). 2020: 288-292.

[224] WAKELIN E, SHALHOUB S, LAWRENCE J M, et al. Intra-operative soft tissue targets for improved outcomes in total knee arthroplasty[Z]//RODRIGUEZ

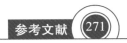

F, BAENA Y, TATTI F. CAOS 2020 (EPiC Series in Health Sciences). 2020: 283-287.

[225] WAKELIN E, SHALHOUB S, LAWRENCE J M, et al. The effect of coronal and axial femoral component rotation on midflexion laxity and patient reported outcomes in total knee arthroplasty[Z]//RODRIGUEZ F, BAENA Y, TATTI F. CAOS 2020 (EPiC Series in Health Sciences). 2020: 293-296.

[226] WANG W, SUN M, PALMER J, et al. Patterns of compartment involvement in end-stage knee osteoarthritis in a Chinese Orthopedic Center: Implications for implant choice[J]. Orthop Surg, 2018, 10: 227-234.

[227] WANG W, ZHANG Z, WANG G, et al. Prospective randomized controlled trial on the accuracy of prosthesis positioning in total hip arthroplasty assisted by a newly designed whole-process robotic arm[J]. International Orthopaedics, 2023: 413-419.

[228] WU LI-DONG, HAHNE H.J, HASSENPFLUG J. The dimensional accuracy of preparation of femoral cavity in cementless total hip arthroplasty[J]. J Zhejiang Univ SCI , 2004 , 5(10): 1270-1278.

[229] XIA R, ZHAI Z, ZHANG J, et al. Verification and clinical translation of a newly designed Skywalker robot for total knee arthroplasty: A prospective clinical study[J]. J Orthop Translat, 2021, 29: 143-151.

[230] XU JIAZHENG, LI LIANGLIANG, FU JUN, et al. Early Clinical and Radiographic Outcomes of Robot-Assisted Versus Conventional Manual Total Knee Arthroplasty: A Randomized Controlled Study[J]. Orthop Surg, 2022, 14: 1972-1980.

[231] YAFFE M A, KOO S S, STULBERG S D. Radiographic and navigation measurements of TKA limb alignment do not correlate[J]. Clin Orthop Relat Res, 2008, 466(11): 2736-2744.

[232] YAMAMURA M, NAKAMURA N, MIKI H, et al. Cement Removal from the Femur Using the ROBODOC System in Revision Total Hip Arthroplasty[J]. Adv Orthop, 2013, 2013: 347-358.

[233] YEO N E, CHEN J Y, YEW A, et al. Prospective randomised trial comparing unlinked, modular bicompartmental knee arthroplasty and total knee arthroplasty: a five years follow-up[J]. Knee, 2015, 22: 321-327.

［234］ZAMBIANCHI F, FRANCESCHI G, RIVI E, et al. Clinical results and shortterm survivorship of roboticarmassisted medial and lateral unicompartmental knee arthroplasty[J]. Knee Surg Sports Traumatol Arthrosc, 2020, 28(5): 1551-1559.

［235］ZAMBIANCHI F, FRANCESCHI G, RIVI E, et al. Robotic Arm-Assisted Lateral Unicompartmental Knee Arthroplasty: How Are Components Aligned?[J]. J Knee Surg, 2022, 35(11): 1214-1222.

［236］ZHANG S, LIU Y B, MA M Y, et al. Revision total hip arthroplasty with severe acetabular defect: a preliminary exploration and attempt of roboticassisted technology[J]. Orthopaedic Surgery, 2022, 14: 1912-1917.

［237］ZHOU Y. MAKO robotic revision total hip arthroplasty[J]. Bone and Joint Journal, 2021, 103: 44.

［238］ZUIDERBAAN H A, VAN DER LIST J P, KHAMAISY S, et al. Unicompartmental knee arthroplasty versus total knee arthroplasty: which type of artificial joint do patients forget?[J]. Knee Surg Sports Traumatol Arthrosc, 2017, 25(3): 681-686.